国家级名老中西医结合专家
高利教授谈现代保健养生丛书

高利教授

谈中风与中医养生

U0335108

主　编　高　利
副主编　徐　敏　黄礼媛
编　委　宋珏娴　林晓兰　魏翠柏　李　宁　庄　伟
　　　　王宁群　罗玉敏　范丽梅　常　虹　王平平
　　　　刘　倩　郭景仙　张　鹏　陈　菲

中国中医药出版社
·北京·

图书在版编目（CIP）数据

高利教授谈中风与中医养生/高利主编．—北京：中国中医药出版社，2015.6
（国家级名老中西医结合专家高利教授谈现代保健养生丛书）
ISBN 978-7-5132-2517-5

Ⅰ.①高… Ⅱ.①高… Ⅲ.①中风—中医治疗法②养生（中医）Ⅳ.①R255.2
②R212

中国版本图书馆 CIP 数据核字（2015）第 112321 号

中 国 中 医 药 出 版 社 出 版
北京市朝阳区北三环东路 28 号易亨大厦 16 层
邮政编码 100013
传真 010 64405750
三河市西华印务有限公司印刷
各地新华书店经销

*

开本 710×1000 1/16 印张 9 字数 110 千字
2015 年 6 月第 1 版 2015 年 6 月第 1 次印刷
书 号 ISBN 978-7-5132-2517-5

*

定价 29.00 元
网址 www.cptcm.com

内容提要

高利教授是全国知名的中西医结合神经内科专家，致力于中西医结合治疗中风病并取得了显著成绩，在中风病急性期的救治和预防再次发病方面有自己独特的中西医结合理论。通过辨舌象、观面相，根据中医经络学说和脏腑病变在体表的相应表现，从而判断中风的病变、进展及治疗效果。本书根据高利教授多年经验，并以《黄帝内经》为理论依据，分别论述了中医对中风病的认识及治疗、中风病与中医养生，强调了中风病的治疗重点不在治，而在于防。并介绍了自己在中医养生方面的经验。

前　言

　　中风病作为当今社会常见病、多发病，具有严重的不良后果，以高发病率和高致残率成为当今医学界治疗难题。高利教授是全国知名的中西医结合神经内科专家，致力于中西医结合治疗中风病并取得了显著成绩，在中风病急性期的救治和预防再次发病方面有自己独特的中西医结合理论。通过辨舌象、观面相，根据中医经络学说和脏腑病变在体表的相应表现，从而判断中风的病变、进展及治疗效果。高利教授对脾胃疾患与中风相关性的研究，在中西医结合领域得到重视。高利教授将西医二级预防与中医"治未病"理论相结合，依据《黄帝内经》养生理论，探讨中医养生在中风防治中的作用。强调了中医运用"法于阴阳""和于术数"理论，以及饮食、起居调摄和对应四时变化调养阴阳气血对中风及其他慢性病防治的指导作用，同时阐述了中医古老的养生观念对现代疾病的预防和治疗作用。

　　本书根据高利教授多年的经验，并以《黄帝内经》为理论依据，分别论述了中医对中风病的认识及治疗、中风病与中医养生，强调中风病的治疗重点不在"治"，而在于"防"。并介绍了自己在中医养生方面的经验。

编者

2015年4月

目录

第一章
中医眼中的中风病

✿ 患中风病的人很多

中风是以猝然昏倒、不省人事，伴发口角歪斜、语言不利，继而出现半身不遂为主要症状的一类疾病。中风是中医学对急性脑血管疾病的统称，也叫脑卒中，分为两种类型：缺血性脑卒中和出血性脑卒中。因发病急骤，症见多端，病情变化迅速，与风之"善行数变"特点相似，故名中风、卒中。中风的发病率、死亡率和致残率都相当高，是一类严重危害人类健康的疾病。在我国，它的发病率为每年每10万人口185～219例。发病率随年龄增长，约72%的首次中风患者为65岁以上的老年人。患病率在每10万人口中有429～620例。以我国总人口数13亿计算，则中风病人有558万～806万人，数字十分惊人。中风病的死亡率为每年每10万人口116～142例，在不少地区是第一死亡原因。中风后存活的病人，有60%～80%有不同程度的残疾，重者影响正常生活。而且有中风病史的病人，有1／4～3／4可能在2～5年内复发。

中医认识中风病

中医学有关中风的记载始见于《黄帝内经》，其病名有大厥、薄厥、仆击、偏枯、痱风等，记载症状主要为突然昏倒不省人事，伴有肢体偏瘫活动不利。中风病名最早见于《金匮要略·中风历节病脉证并治》，其曰："夫风之为病，当半身不遂，或臂不遂者，此为痹，脉微而数，中风使然。"其中详细地描述了中风病为"外风"所致，病因为体内亏虚、气血逆乱，主要表现为半身不遂、肢体活动不利、偏瘫等。

中医对中风病的病因病机认识经历了从"外风"到"内风""非风"的过程。在唐宋以前，以"外风"学说为主，以"内虚邪中"立论，主要理论为年老身体亏虚内耗，气血逆乱，起居不慎，感受外来之风而发病，表现为口眼㖞斜、肢体偏瘫等。《素问·风论》曰："风之伤人……或为偏枯……风中五脏六腑之俞，亦为脏腑之风，各入其门户所中，则为偏风。"《灵枢·刺节真邪》指出："虚邪偏客于身半，其入深，内居营卫，营卫稍衰，则真气去，邪气独留，发为偏枯。"说明荣卫不足是中风偏枯的基础，而外邪入中是直接原因，从此奠定了"正气虚"为本病病因病机的理论基础。而《素问·生气通天论》中说气血上冲、血菀于上，是说在"正气虚"的基础上因某种特定因素可引发中风。汉代张仲景在《金匮要略·中风历节病脉证并治》中以中络、中经、中腑、中脏对中风进行了阐述，是对病位的辨证，张仲景描述中风为初期肌肤麻木感觉异常，病情进展表现为肢体活动不利，进一步发展表现为肢体偏瘫，病情严重时表现为昏迷不醒。自唐宋以后，特别是金元时期，突出以"内风"立论，认为因内伤脏腑气血，气血逆乱发病。如刘河间主"心火"，李东垣立"气衰"，朱丹溪倡"痰热"，张景岳力主"七情内伤"，清代王清任则提出"气虚血瘀"一说。到民国初期，张伯龙、张山雷、张锡纯将中西医观点结合，提出中风病发病是"气血不足""肝阳肝风夹气血并走于上"的结果，逐步完善了中风病病因病机学说。现代对心脑血管病因学研究有了新的发展，如内毒损伤络脉学说，认为多种致病因素相因、互生、互结，终至化毒，损伤络脉，败坏脏腑组织。

目前，中医在对中风病的病因认识方面已基本达成共识，即风、火、痰、虚、瘀、毒；对其基本病机，多强调气血逆乱、气虚血瘀、升降失司、痰瘀互结，但在如何客观合理地辨证分型问题上仍存在较大分歧，需要进一步探讨。

✿ 导致中风病的危险因素

现代医学通过多中心临床观察，发现了越来越多的脑中风危险因素，临床上将这些危险因素分为不可干预因素和可干预因素两类。不可干预因素包括年龄、性别、种族等；可干预因素包括高血压、糖尿病、心血管疾病、血脂、同型半胱氨酸、尿酸、心磷脂抗体异常、动脉硬化、代谢综合征、感染、血液病等疾病以及吸烟、酗酒等不健康的生活方式。在这种认识的指导下，通过危险因素筛查，可以确定患中风病的高危人群，并对高危人群所具有的危险因素开展有针对性的干预和治疗。如通过药物控制血压，积极治疗糖尿病和心血管疾病；通过药物和饮食调控血脂，改善动脉硬化等；通过宣教，帮助人们改良生活方式，戒烟限酒，强化降糖和降脂，改善不良生活习惯等。对中风危险因素的认识明确客观，则采取干预措施操作性强。

传统的中医学对中风病危险因素的论述从文献中可以看到，涉及年龄、性别、情志、劳逸、宿疾、节气(气候)以及不良生活方式和饮食习惯等。历代医家均对中风病病因有过论述，唐宋以前的医家普遍认为，风邪外袭是引发中风的直接原因，而心、肝、肾、脾等脏腑失和、荣卫不足、气血亏虚是其内在基础。金元时期，医家们对中风病病因病机的认识有了转变，从外风所中转为内因所致，多从火、气、痰及气虚血瘀论治。近年来，认为脾胃与脑中风发病关系密切的观点日益受到关注，在临床中也发现脾胃机能的失调，在本病发生、发展中作用重要。

 ## 脾胃健康远离中风

（一）脾胃功能很重要

现代社会经济发展迅速，竞争激烈，工作压力大，人际关系复杂，如思虑过度、肝郁乘脾、心火过盛、子病及母等，易导致脾胃受损而变生诸病。过食肥甘厚味、饮酒无度、过食生冷辛辣等亦也可损伤脾胃。近年来研究发现，幽门螺杆菌感染可引起消化道吸收障碍，以及体内维生素B_6、维生素B_{12}和叶酸等缺乏，进而影响代谢导致同型半胱氨酸水平升高。H型高血压（同型半胱氨酸增高型高血压病）是导致脑卒中的主要致病因素，为脾胃损伤可引发脑卒中提供了证据。脑中风可干预的众多危险因素(高血压、糖尿病、心血管疾病、血脂、尿酸、心磷脂抗体异常、动脉硬化、代谢综合征、感染、血液病等疾病以及抽烟、酗酒等不健康的生活方式)大多源于脾胃受损。

《黄帝内经》就有"胃气为本""得谷者昌，失谷者亡""五脏六腑皆禀气于胃"等理论，说明从脾胃出发治疗脏腑疾病早已被古人们重视。脾胃学说真正得以发扬光大是在金元时期，其代表人物是李东垣。他主张应根据四时节气的变化，探讨疾病的发生、发展和转变，在理论和临床上逐步摆脱了古人医学思想的束缚，立论创新，发明了"内伤"一证，论证了《黄帝内经》"四时皆以胃气为本"理论的重要性，从而阐明了治病重在脾胃，成为补土派的创始人。他创立了"脾胃学说"，并著有《脾胃论》。中医学认为，元气是人体根本之气，内在的元气是人身最重要的健康因素，元气的产生和充盈全在脾胃，如果没有脾胃虚弱这个内在因素，就算有外邪也不能侵入人体而发病。李东垣根据"天人相应"之理，即人体的脏腑功能与自然界万事万物有相关性，认为人身心肺居于上，肝肾居于下，脾胃居于中而为人体精气升降的枢纽，强调了脾胃的枢纽转输功能。如他在《脾胃论·天地阴阳生杀之理在升降浮沉之间论》中曰："盖胃为水谷之海，饮食入胃，而精气先输脾归肺，上行春夏之令，以滋养周身，乃清气为天者也；升已而下输膀胱，行冬秋之令，为传化糟粕，转味而出，乃浊阴为地者也。"重点说明饮食水谷进入机体，由脾胃进行消化吸收，并将水谷中的精微等富有营养的物质吸收并转移到全身。水谷精微被吸收，水谷中不易吸收的物质变化为糟粕，成为尿和粪便转运出机体。由此可见脾胃健运，升则上输心肺，降则下归肝肾，才能维持"清阳、浊阴"的正常升降运动。二者燥湿相济，阴阳相合，升降相因，出入有序，则可维持"清阳出上窍，浊阴出下窍；清阳发腠理，浊阴走五脏；清阳实四肢，浊阴归六腑"的水谷精微化生精津的正常转变功能。若脾胃受损，脾胃的升降出入功能失常，清阳之气不能敷布，后天之精不能归藏，饮食清气无法进入，痰浊之物不能排出，则阻滞经络，蒙蔽清窍。故凡素体肥胖、饮食不节、劳倦内伤或忧思郁结伤脾者易使脾气化失常，升降逆乱，进而使机体脏腑功能紊乱而发中风病。

（二）脾胃功能与中风病有联系

尽管国家对脑血管病的防治做了大量投入，但其复杂性、难治性和年轻化趋势仍然不减。在临床中进行观察发现，不少脑血管病患者面部及舌象有些规律性特征，这些规律性特征大多反映在胃肠道的投射部位上。胃肠道疾病与脑血管病有无内在联系？二者关系如何？由此引发了一系列思考。

脑血管病属中医"中风"范畴，此虽有多种病因病机，但脾肾亏虚、痰浊内生、痰阻血瘀最为常见。《素问·至真要大论》曰："诸湿肿满，皆属于脾。""诸呕吐酸……皆属于热。""太阴之复，湿变乃举，体重中满，食饮不化。"说明脾湿胃热是消化道疾病的主要病机。

《素问·上古天真论》曰："女子七岁，肾气实，齿更发长……五七，阳明脉衰，面始焦，发始堕……丈夫八岁，肾气实，发长齿更……五八，肾气衰，发堕齿槁。"说明国人女性从35岁即开始出现生理性胃肠道衰老，而男子从40岁开始出现生理性肾虚。脾胃的功能盛衰与人体的生长发育衰老都有着密切关联。

现代社会经济发展迅速，竞争激烈，工作压力大，人际关系复杂，极易使人们精神紧张、焦虑不安、情绪急躁，加上生活又不规律，这足以造成五脏功能失衡，阴血暗耗，肾精亏虚。还有饮食结构不合理，饥饱劳碌或长期吸烟、过量饮酒，均易损伤脾胃，脾胃失和则湿浊内生，使得本已功能衰退的胃肠道雪上加霜，这为消化道疾病的产生奠定了基础，尤其在当今历史阶段，代谢性疾病变得更加普遍。

（三）幽门螺杆菌与动脉硬化

近年来，从脾胃论述与脑中风的关系日益受到关注。许多研究认为，幽门螺杆菌感染参与了缺血性脑卒中的发生、发展，尤其与动脉粥样硬化性脑卒中关系密切；有研究发现，幽门螺杆菌感染可引起消化道吸收障碍，体内维生素B_6、维生素B_{12}和叶酸等缺乏，代谢障碍导致了血浆同型半胱氨酸水平升高，促进了动脉粥样硬化的发生与发展。同型半胱氨酸水平明显上升，可损伤血管内皮细胞，这可能是促进动脉粥样硬化并引起血栓形成的机制。部分学者认为，慢性Hp感染可导致血液中脂质过氧化物、白细胞数、纤维蛋白原等增高，而这些因子均为导致动脉粥样硬化的危险因子。

研究表明，面舌望诊异常的患者其幽门螺杆菌测定总阳性率为

50.6%，以唇周既有皱褶、舌面又有裂纹（沟）者最为显著，其幽门螺杆菌测定阳性率占58.3%。提示若望诊发现胃肠道在面舌的投射部位出现了特征性变化，患者可能存在胃肠道疾病或有幽门螺杆菌感染。

（四）胃肠疾病与脑血管病的关系

究竟是先有胃肠道疾病而后导致了脑血管病，还是脑血管病合并了胃肠道疾病，从现在已知的脑血管病危险因素中得知，免疫反应、炎性反应和幽门螺杆菌感染都能引起脑动脉硬化，而这些因素的产生都可能与胃肠道疾病相关。

现已得知，胃肠道被称为是人体最大的内分泌系统，已分离出并纯化了的胃肠道激素有40多种。这些胃肠道激素是胃肠的黏膜细胞产生的，能对胃肠道的运动、分泌功能、自动调节发挥作用，并对胃肠有营养作用。研究还表明，胃肠道还是人体最大的免疫器官，是全身免疫系统的重要组成部分，胃肠道周围淋巴结、淋巴组织及胃肠道黏膜内淋巴组织中存在大量的 T 细胞、B 细胞及 M 细胞。T 细胞能吞噬进入胃肠道的各种细菌与病毒；B 细胞与 M 细胞能产生大量免疫球蛋白，阻抑病原微生物、溶解细菌、中和毒素、排除异体抗原。

文献明确指出，脑血管病有显著的地域种族差别。西方人在漫长的进化过程中养成了以肉食为主的习惯，所以他们的肠子又短又直，没有太多皱褶。肉是浓缩性食物，营养丰富且容易腐烂，因营养足够不需要很长的肠子去慢慢消化吸收，且较短的肠子还可以把因肉类腐烂而产生的毒素尽快排泄出去。而主要在亚洲的东方人在漫长的进化过程中却养成了以素食为主的习惯，所食的植物蛋白与动物和人体中的蛋白质有很大的差别，纤维很多，难于吸收，所以负责摄取食物营养的肠子必须较长才能吸收到足够的营养。研究发现，以肉食为主的西方人，身高1.8m左右的身材，其肠子的长度大约是5.4m，肠长倍数为3；以素食为主的亚洲人，身高1.7m左右的身材，其肠子的长度大约为8.5m，肠长倍数为5，差距很大。由此不难看出，若人体的胃肠道系统一旦出了毛病，其吸收消化功能、内分泌及免疫功能就会出现紊乱，人体极易受到体内外各种有害因素的攻击。在胃肠道功能已经衰退的基础上，若不重视生活规律，不注重饮食结构，再过多地摄入肉类食品，肉类分解腐败后产生的毒素会在较长的肠道内大量被吸收，造成肠道内环境紊乱。再则，肠道在消化吸收动物蛋白时会过多地分泌去甲肾上腺素，使血压升高，心跳加剧，这无疑都会使脑血管遭受一定伤害。

综上所述可以说明，是胃肠道疾病导致了相关系出现障碍而引发了脑血管病。临床上明确显示，脑血管发病后亦常合并胃肠道功能障碍，这为二者的内在联系从反面提供了佐证。故此推断，胃肠道疾病很可能是国人脑血管病的危险因素，应予高度关注！

有理由相信，通过长期大量的临床观察和试验研究，胃肠道疾病与国人脑血管病的相关性会得到进一步证实。

❀ 中医舌诊辨中风

（一）舌诊的意义

近年来，国内外学者对舌象研究予以极大关注，对其形成机制有较多探讨，对舌苔、舌质及舌下脉络的形成进行了定义，从舌尖微循环及血流动力学方面对舌质的变化进行了客观分析，从脱落细胞学、分子生物学及基因学等方面对舌苔的形成及变化进行了研究，并运用计算机技术和图像识别技术对舌象进行了客观化分析，从多方面取得了一些进展。人体外部不同部位的皮肤色泽、色斑及状态等征象与五脏六腑的盛衰变化有着密切的关系，尤其是舌象、面象的变化。中医学很早就有"有诸内必形诸外"的理论，内脏的变化多能在体表出现一定的反映，面象、舌象可以非常灵敏且客观地反映机体正气盛衰、病位深浅、病邪性质、病势进退，通过仔细望诊可以推断疾病的转归和预后。随着年龄的增长，人体出现自然衰老的过程，人的衰老最早也表现在脾胃。《素问·上古天真论》中说："女子五七，阳明脉衰，面始焦，发始堕；六七，三阳脉衰于上，面皆焦，发始白。"《灵枢·天年》曰："四十岁，五脏六腑十二经脉皆大……平盛不摇，故好坐。七十岁，脾气虚，皮肤枯。"脾胃为后天之本，是人体气血生化之源，人体精微物质的来源无不与后天脾之运化有关，而胃气是人类赖以生存之根本，脾失健运，运化失常，胃纳不足，水谷精微不能转化为气血津液，气血不足，则脉络空虚，从而引起代谢紊乱，逐渐演变成为脑中风危险因素。《灵枢·邪气脏腑病形》有"十二经脉、三百六十五络，其血气皆上于面"的记载；《灵枢·本脏》亦云："视其外应，以知其内脏，则知所病矣。"《舌胎统志》曰："无论外感内伤，以察舌为最有凭。"《丹溪心法·能合脉色可以万全》曰："有诸内者必形诸外。"中医五脏五色学说认为，脾居中焦，开窍于口，其华在唇。综上所述，足以说明通过观察面象、舌象的变化，可以了解不同个体的体质、存在哪类疾病，以及疾病的部位和深浅。

采用望诊进行诊断并用现代检测手段去证实，有助于早期发现还没有引起患者重视的潜在疾病，更有助于对患者进行整体性调节治疗。我们通过对127例病例观察，疾病在面舌的相关部位出现特征性变化的占60.6%，若加上32岁以下面舌部未出现特征性变化而未予检测的病例和80岁以上虽已出现特征性变化但不宜做相关检测的病例，估计比例还会大大增加。77例面部及舌部具有特征性表现的患者胃镜结果阳性率100%，说明诊察面部及舌象变化确实可以准确判别胃肠道状况。《难经·六十一难》有"望而知之谓之神"之说，强调的就是望诊在四诊中的重要地位。

（二）舌诊在中风病防治中的意义

通过长期的临床观察，发现脑梗死患者的舌象在不同人群、不同时期有一定的变化规律，且部分患者出现不对称现象。在观察的200例病例中，显示有22例患者与梗死病灶同侧的舌体瘀斑重或舌下络脉更粗，所分的4类证型中均存在此现象，提示可能为病灶侧血液运行不畅，瘀血更明显；另有24例患者梗死病灶对侧舌体厚，16例出现病灶对侧舌苔厚，1例出现病灶对侧苔色更黄，提示肢体瘫痪侧可能存在经脉不畅，形成有痰、瘀等病理产物，痰瘀互结使其不能顺畅地排出体外，在同侧络脉及相连接的舌表面堆积，故导致了上述多种舌象的出现。

通过舌象不对称性与中医证型的分析结果显示，脑梗死对侧舌体厚组痰湿型的出现率高于双侧舌体相同组，差异具有统计学意义，提示痰湿阻络型脑梗死的发生率可能高于其他证型，进一步验证了脑血管病应从痰论治的观点，其余各组组间比较未见统计学差异，考虑可能与样本量少有关。舌象的变化与五脏六腑及其经络的动态变化息息相关。观察脑梗死后舌象的表现，可以为临床诊疗提供病情病位的参考，尤其是梗死灶对侧的舌象异常，对判断无症状性腔隙性脑梗死，特别是对脑梗死早期体征不明显的病例可能更有临床意义。

✿ 中风病治疗的理念探讨

（一）简化中风病辨证分型

针对中风病的风火痰瘀气血的病机，我们在临床中为便于临床操作而简化了辨证治疗，坚持辨病与辨证相结合，将脑血管病简化分为气虚、痰湿、痰火和阴虚4个亚型，并分别应用相应的院内制剂气虚方、痰湿方、痰火方、通脉复脑合剂治疗，取得了良好的治疗效果。对中风辨证分型首先要以时间为主线以确立动态观，先分为急性期、恢复期、后遗症期；其次要分清主证和兼证。在急性期，阴阳不调的表现往往突出，风、火、痰、瘀、毒这类标实的因素突出，而且数种因素可以兼夹出现，加剧了证候的复杂性。"风"只是反映中风起病急骤、变化迅速的病情特点，并不是一个致病因素，也不能指导临床据此应用祛风药物，因此我们也没有将它作为一个分型。而痰湿、火热和气虚，其分值依次在整个中风急性期始终保持高位，和病情有稳定的相关性，且痰湿证和气虚证者死亡率较高。这类证候不仅能客观地反映病因病机，指导治疗用药，对预后的评估也具有重要的指导意义，是辨证分型应收录的优良证候。在恢复期和后遗症期，"标实"现象逐渐消退，中风病往往显露出"本虚"的真容，并具有个体的体质特征。如脾胃气虚、肝肾阴虚是基础型，反映了脏腑定位和病变性质，在脾胃气虚的基础上可以发展为气虚血瘀、痰湿中阻、痰热腑实、痰热内闭心窍，甚至元气败脱；在肝肾阴虚的基础上可以发展为阴虚风动、风火上扰、风痰上扰清窍、肝阳上亢等证。

（二）中风病研究进展

现代医学研究发现，急性脑梗死患者在大面积脑梗死急性期，因炎性损伤等因素，使得血管壁及脑细胞膜通透性相对较高，此时患者病情相对危重且常合并意识障碍。我们结合中医药理论创新性地提出了"急性期卒中合并意识障碍患者早期慎用芳香开窍药，以免促发病灶处渗血"的观念，纠正了一定时间内临床医师对急性期脑血管病合并意识障碍患者盲目使用开窍促醒药物诊疗的现象。对此我们从正反两个方面都获得了相应的证据。

通过对我国中药注射剂不良事件频发的现实分析发现，未按照中医理论辨证而造成的使用不当是导致不良反应的主要原因。在国内创新性地开展了"辨证应用中药注射剂治疗急性缺血性脑卒中"的多中心临床与实验研究，从中医证候变化、实验室相关指标、神经功能恢复、药物不良反应和患者整体生活质量提高方面都证实了辨证使用中药注射剂优于不辨证使用。实验研究证实了药证相符是解决脑血管病治疗的关键，体现了辨证使用中药注射剂的必要性和重要的现实意义，为合理使用中药及中药注射剂提供了临床依据。

益气活血解毒补肾法治疗急性脑梗死有优势。目前认为急性脑梗死在责任血管闭塞后的相关区域组织内存在的主要病理变化是自由基损伤、炎性反应、神经元的变性与凋亡(坏死)，这是造成神经功能缺损的主要因素。将本病不同时期现代病理学变化与中医证候学表现结合起来分析，我们认为责任血管闭塞属于中医学的血脉壅塞，自由基损伤和炎性损伤属于中医的火热证，神经元的变性与坏死即是中医的肾虚。根据中医学"毒损脑络"和"肾主骨生髓，髓聚成脑"理论，结合脑梗死后脑组织的三大主要病理变化，创新性地将活血、解毒、补肾中药有机组合成方治疗急性脑梗死方剂。研究通过用稳定的急性脑梗死动物实验，观察活血、解毒、补肾中药方剂治疗急性脑梗死不同时期大鼠神经功能缺损评分变化；对比观察治疗前后大鼠(处死后)脑梗死体积及相关的病理变化，证实了益气活血解毒补肾法的优势。用中西医结合方法简化分型后，对病因、病位及责任血管的理解有益，但对具体用药无实质性指导意义。传统中医学对脑梗死的辨证分型过于复杂，不易为临床医生尤其是西医所掌握。我们根据多年的临床实践，探索了中西医结合简化分型，即热证型、非热证型，通过患者血液检测发现两类患者外周血miRNA的表达谱表现出不同特征及差异。为证实这一分型的客观性，又在临床设计了"缺血性中风中药注射剂的规范化使用研究"课题，根据脑梗死患者的临床表现仅分为热证和非热证两型：假设除神经科体征外，具有发热喜凉、口渴欲饮、面红目赤、烦躁不宁、口气秽臭、痰液黄稠、大便秘结、小便短赤、舌苔黄厚表现，并具备血清c反应蛋白等炎性因子升高者为热证型，不符合上述特点者均被视为非热证型。把丹参注射剂和川芎嗪注射剂作为治疗热证和非热证的代表药，通过多中心临床研究同样得到了有效验证。

（三）脑出血"祛瘀为要"

现代医学对脑出血的分型有利于理解本病，并对指导手术治疗有一定意义，但对保守治疗指导意义不大；中医学对中风病(脑出血)治疗分型过细，不宜推广。我们总结临床经验发现，根据现代医学对脑出血的病因病理学研究结果，用中医学理论中的八纲辨证对临床表现予以简易分型，易于临床操作及使用。依据中医学《血证论》"故凡血证，总以祛瘀为要"的理论，结合我们中西医结合病区多年的临床实践，对中风病(脑出血)分为如下3型：①根据本病超早期血压升高、血管破裂、血瘀脉外的现象，制定风热上扰、迫血妄行型；②根据本病急性期血压升高、血肿形成、病灶周围炎性反应、脑缺血、局部代谢障碍和临床表现，证候常以痰热表现为主，制定痰热犯脑、窍闭络阻型；③根据本病亚急性期及恢复期出血稳定，病灶周围炎性反应逐渐消退和神经元修复开始及神经功能受损后患者证候多以虚弱为主的临床表现，分别制定了疏风清热、凉血和血、化痰解毒、散血醒脑、益气活血、滋补肝肾法，佐以祛痰通络法分别治之取得了优于常规治疗的效果。

（四）合理应用中成药

随着医学科学技术的不断发展和中成药（包括中药注射剂）在神经科临床的大量应用，缺血性脑卒中的治疗手段不断得到拓宽。但临床疗效显示，不管是中医还是西医都没有从临床疗效上达到质的突破，原因何在？传统中医学是一门起源于实践的经验医学，认为生命与人体整体、情绪、思维或精神有关，健康是人体内部若干相互对立面、人体与环境相互平衡的状态。这种天、地、人一体观的辩证唯物主义观点深刻地体现出《黄帝内经》理论体系的内涵。它把整体观念应用于诊断与治疗，认为个体是完整的，生活于生态与社会的背景下；它从宏观上认识疾病，认为任何疾病都是人体阴阳偏盛偏衰的结果；在治疗上注重观察疾病造成的全身反应和患者的主观不适感，并通过调整人体阴阳达到治病的目的。

由于中药注射剂品种的不断增加，其在临床应用过程中出现的不良反应事件及与其相关的报道呈现出日渐增多的趋势。西药的化学结构决定了其适应证，而中药的作用则主要体现在药性上。已有文献报道证实，各种中成药虽然已经改变了其最原始的饮片剂型，但仍保留了原中药材最基本的药性特点，这是与化学药物最根本的区别。

现代药理研究证明：葛根素注射液及刺五加注射液均能扩张血管，降低血黏度，促进血液循环，增加心、脑血流量，降低组织耗氧及组织代谢。刺五加注射液是五加科植物刺五加根茎的提取物，原生药味甘、微苦，性温；主要成分为多种糖苷，具有改善大脑皮质的兴奋抑制过程、改善大脑供血、双向调节血压等作用。葛根素注射液是豆科多年生落叶藤本植物野葛的根提取物，原生药味甘、辛，性凉；其主要成分为黄酮类物质和葛根素，葛根总黄酮能扩张冠状动脉和脑血管，使外周阻力下降，具有明显的降压作用，葛根素能改善微循环，提高局部微血流量，抑制血小板聚集。按照中医"热则寒之，寒则热之"的理论原则，刺五加注射液用于缺血性脑血管病虚证患者效果较好，而对阴虚阳亢、痰热内盛等热证患者不宜使用。葛根素注射液则对缺血性脑血管病热证患者效果较好，而体质虚、偏寒的患者不宜使用。本研究表明，两组虽然都取得了一定疗效，但中医证候方面却出现了差异。辨证用药组患者随着病情好转，各中医证候也相应好转；非辨证用药组患者病情虽然好转，但部分病例在中医证候方面好转不明显或出现了新的证候，反映出中药药性的客观存在。

现代医学的症状学和传统中医学的证候学具有质的不同，前者指某种疾病的外在表现，后者却包含了某种疾病的外在表现和素体体质状况两种含义。由此而言，疾病作用于不同的体质就会出现不同的证候表现；若用药与证候特点不符，也会出现不良反应，而这种不良反应不应仅仅视为常规意义上的不良反应，用药以后出现的所有异常反应均应归为此类。一般而言，从药物化学成分及制备工艺过程分析其不良反应是不容置疑的，但正因为中药有药性的存在，分析中药注射剂的不良反应还应从疾病的证候特点和所用中药药性的对应关系上进行。这也是不少临床医生主张应当辨证使用中药注射剂，以增进疗效并避免各种不良反应发生的原因。

（五）辨证论治与现代医学相结合

辨证施治是中医学个体化治疗的具体体现。对于脑血管病（中风），常用的治疗大法有疏风通络、化湿开窍、清热化痰、通腑泻热、益气活血、育阴息风等诸多治法。这些法则完全是客观地针对患者不同时期的临床特点拟定的。但是，这种建立在朴素的唯物辩证法基础上的宏观的认识理论，由于对各脏腑机能的模糊认识和抢救手段的匮乏，使其个体化治疗的优势受到一定限制。

现代医学是建立在基础研究之上的实验医学，它试图对疾病的任何方面都拿出客观依据，其发展方向是努力了解人体结构和疾病，并把其降低到最小量变的基础之上。它遵循合理设计、科学研究的客观方法，帮助我们更加清楚地了解人体和病因，无论在病理学、诊断学或治疗学等诸方面，都能从微观上认识疾病，依靠可测量性试验诊断疾病，而不是凭患者的主观感觉。这种方法重视客观指标，却从某种程度上忽视了患者的主观感觉和机体内在联系，使其诊断的全面性和客观性受到一定的影响。临床证实，同样是脑血管病患者，有人存在危险因素，有人没有发现危险因素。应当承认，目前我们对于存在已知致病危险因素的患者，不能断言本次发病与已知的危险因素有直接关系，因为没有充分的证据能表明；对于没有发现危险因素的患者而言，只能说目前我们对脑血管病的危险因素还知之甚少，没有找到相关证据。但有一点可以肯定，任何一种疾病都应有直接的危险因素或重要因素，只是我们目前的认识手段还不够全面罢了。

虽然随着科学的进步，对脑血管病的流行病学、病因学和病理学研究已经很深入，但对发病后人体生理病理变化的全过程尚缺乏综合深入的认识，对不同人群的病理变化是否存在差异亦无对比研究，对某些疾病现象还缺乏客观科学的解释。可以肯定地说，目前我们对脑血管病的认识还远远没有到位。无论是传统中医学或现代西方医学的认识方法都存在着无法克服的弊病。前者宏观的认识论和后者偏于依赖检查结果都没能对疾病进行客观全面的认识。人是一个有机整体，发病后的病理变化和自我调节机制异常复杂。在疾病的演变过程中，不同阶段的病理过程也不一样，加之个体差异，显然是错综复杂的。对于某一位患者来说，固定不变的治疗方法或宏观的阴阳调整显然都是不恰当的。笔者认为，对脑血管病的认识应做到既宏观又微观。欲提高临床疗效，首先应该明确三个方面的问题。一是发病后不同阶段脑内的病理变化及主要矛盾，二是发病后的个体所呈现出的总体状况（即证候属性），三是治疗药物的性质和作用。

现在，人们对脑血管病发病时的"缺血瀑布"引起的一系列病理变化已基本熟知，对发病后个体所呈现出的整体状况却了解不够。症状和体征仅能反映本病的特点，但发病个体可能同时几种疾病并存，而证候恰是几种并存疾病和个体体质的综合反应。临床应特别重视对证候的观察，把证候审察清楚之后，本次发病和个体体质的关系就迎刃而解了，并可为治疗提供重要思路。事实证明，自然现象、日常生活、任何事务均存在属性，患病个体和药物同样存在属性。只有药物的属性和患病个体的属性相对应，才便于药物发挥更好的作用。对于脑血管病患者也是如此，同样的病灶，病情程度和临床表现可以有很大区别。有的出现昏迷，有的不出现昏迷；有的出现合并感染，有的不出现感染。所有这些大多是由患者个体的内环境状况决定的，也是个体差异的外在反应。既然有诸多的不同，那么，治疗法则和用药就应视患者的具体情况区别对待。脑卒中的临床治疗不管是介入、溶栓、抗凝、降纤、扩容、抗血小板等，均有严格的适应证。若在这些理念的基础上融入传统中医学整体观念、辨证施治的思路，在临床不仅注重神经系统症状体征、影像及实验室指标，更重视全身状况及患者的主观不适，将有助于疗效的提高或患者生活质量的全面提升。

治病必求于本，是脑卒中治疗应遵从的根本原则。按照传统中医学审证求因的理论，风、火、痰、虚、瘀均可导致脑卒中。若将风、火、痰、瘀及寒、热、虚、实的现象集合考虑，在定性定位的基础上确定证候属性，辨证施治，便会提出较为客观的治疗方案而收到较好疗效。同样是脑卒中患者，若因素体阴虚、虚火上炎而致头晕目眩、面红口干、失眠不寐、大便干结，脉象弦数等证候；此类患者阴亏血少为本，火邪上炎为标，此为伤血动血的基础；治疗法则为滋阴潜阳兼活血化瘀。若情志抑郁、火自内生，则出现头痛失眠、心烦易怒、口干而苦、渴喜冷饮、大便不畅、小便黄赤、舌质暗红、脉象弦数诸症；此类患者郁结在先，伤血在后，换言之，郁结是因，伤血是果；治疗大法应为舒肝解郁兼活血化瘀。若素体脾肺气虚、津液不布、痰浊内生、气机升降不利则面色白或萎黄、口中发黏或痰涎壅盛、体态肥胖、胸闷腹胀、舌苔白腻、脉沉而滑；此类患者气虚在先，痰湿壅塞脉道，血行不畅在后；治疗大法应为益气化痰兼活血化瘀。若因后天失养或病后体虚、气血不足、经脉空虚，则出现头晕心悸、面部少华、精神疲惫、气短乏力、四末不温、喜热恶寒、舌质淡、脉沉细；此类患者亏损在先，气血运行不利在后；治疗大法应为补益气血兼活血化瘀。以上各型卒中者因病因、病情不同，在用药方面也存在差异。临床常见到脑血管病患者经治疗后效果不理想，并出现副反应（尤其是加用中药的患者）。这大多是因为使用药物的医生对药物性质不甚了解所致。如两个同样发病条件的脑血管病患者，病灶和症状体征相似，但一个表现为身体肥胖、面色白、口角流涎、大便稀软、四肢不温、舌淡苔白，另一个表现为身体瘦小、面色发红、心烦易怒、口干喜饮、四肢温暖、大便干结、舌红苔黄。从中医辨证而言，前者为脾虚痰阻属阴证，后者为阴虚内热属阳证；从临床施治而言，前者宜益气补脾，理气祛痰，全身调整宜四君子汤合二陈汤，脑血管病用药宜川芎嗪注射液；而后者宜滋阴清热，镇静安神，全身调整宜四物汤合知柏地黄汤，脑血管病用药宜丹参注射液。上述两种中药注射剂的药理作用都能改善微循环，但是川芎嗪药性属温，适于阳气不足所致的脑血管病；丹参药性寒凉，适于阴虚型的脑血管病。若不分寒热虚实，只要是缺血性脑血管病，或仅依患者的实验室检测结果而全然不顾患者的证候属性就决定治疗用药，肯定不会获得满意的疗效，甚或出现副反应。临床若能结合疾病的证候属性和药物属性进行分析，遵循辨证施治的原则，避害趋利，做到合理用药、科学用药，定会收到满意的疗效。一般认为，现代医学是偏于重视局部的微观医学，传统中医学则是重视整体的宏观医学。现代医学根据已知的脑血管病病因、临床表现及影像结果进行定性、定位后就确定治疗用药，显然是不够全面的。传统中医学对病因的认识若仍在风、火、痰、虚、瘀（郁）的内容上徘徊，其结果只能解决普遍现象，对于细节问题的处理（如降纤、扩容、抗血小板等）或重大抢救措施（如溶栓等）将逊色于现代医学。只有将中西医理论有机地结合起来，努力挖掘传统中医学的实质内涵并融入现代医学相关的检查和治疗方法，采用现代医学方法进行诊断，运用传统中医学方法进行辨证，实现辨病与辨证相结合，针对性治疗与整体化调整相结合，在这种辨证思路指导下中西药物相结合，药疗与食疗相结合，及时介入心理治疗及早期康复，脑血管病的疗效定会在原有基础上明显提高。

🐝 中西医结合辨治中风

（一）中西医结合指导辨证论治

从历史角度看，目前我国的中医队伍规模已经由大变小了。西医已占主导地位，中西医结合规模则更小。但从发展的角度看，通过认真落实国家"实行中西医结合，发展传统医药学"的大政方针，中医队伍规模还将扩大，而中西医结合医学一定会在不远的将来成为我国医学的主流。历史经验证明，真正的中西医结合首先要求医生要有扎实的西医理论基础和丰富的实践经验，然后再学习基础中医理论并进行中西医结合实践，这是一个被实践证明的成功模式。近几年中西医结合医学的发展越来越走向深入，越来越多的共识强调要实行"辨病"和"辨证"相结合，即首先应从现代医学的角度对疾病进行确定诊断，之后从中医角度分析这一疾病属于什么证候(证候不同于症状，前者是患病机体体质和疾病症状的综合表现)，对于复杂性疾病可用中药进行整体调节，同时用西药针对性治疗。对于简单性疾病，则只要是在中西医结合思路的指导下处方便可。关键是要明确现代医学的"病"和中医学的"证"是何关系，这应根据疾病的现代病因病理学及症状，从中医角度分析病机病位及寒、热、虚、实，从中、西医不同的理论角度加以综合认识。在此基础上制定治疗方案或确定用药处方。

以治疗脑梗死为例，首先应了解本病在不同时期、不同阶段的病因病理学及病理生理的变化，再与中医的证候相应地对位。如脑血管病急性期的病理反应主要是炎性损伤，从中医证候学角度可以显现

"痰热证"或"火热证"证候。现代实验室血液检测常有炎性因子升高。

（二）中西医结合提高疗效

目前医学界对缺血性中风的认识和治疗手段较以前有了很大的提高，但其临床疗效仍不令人满意。由于缺血性中风不同时期的病理表现不尽相同，用同一种方法或药物治疗不同患者或者贯穿于一个患者治疗的始终显然是不恰当的。在缺血性中风的治疗上，中医、西医各有不同的优势，但在某些方面也暴露出了各自的缺陷。研究发现，在急性缺血性中风患者中各证型所占比例不一，其中痰湿及痰火型比例最大，分别占治疗组的34.58%和28.04%，气虚组和阴虚组分别占19.62%和17.76%。影响证型的因素较多，可能与遗传因素、个体特异性、饮食习惯、生活习惯、病前身体状况、病情发展以及自然界气候等有关。这提示我们，除了目前已知的脑血管病危险因素外，可能还有其他因素等待我们去发现。从证型可以看出，4个治疗亚组中痰湿及痰火两个证型组患者占治疗组总数的62.62%，说明脑中风病因、病机多以痰邪为主。痰之成因，首先应为肺、脾、肾三脏功能失调，而三脏之中脾胃常因感受外寒、贪食生冷、饥饱劳碌等最易受损而失其中焦枢纽之职，致水液代谢紊乱。水聚成湿，湿聚成痰，脉道瘀阻，气机不畅，痰气互结，使血液流变性升高，血中各相关指标异常或血管内斑块形成，血行受阻而发此病。这也可能是多数脑中风患者食欲不振和排便障碍的主要原因。急性重症脑中风患者出现的急性胃黏膜损伤合并消化道出血或呃逆的成因亦可能与之有重要关系。那么，脾胃病和脑血管疾病究竟是何关系，是否为脑血管病的另一种危险因素还不确定，但至少提示我们，在治疗脑中风的时候一定要重视对脾胃的护理与调整，调节好患者的饮食结构。临床显示，多数中风病较重的患者在急性期除了神经系统症状、体征外，大都表现有口臭、喜饮、大便干燥等现象。诸多现象均显现出脑中风急性期有火热表现，经用痰火方治疗后，症状、体征、舌象及相应指标均有所缓和。说明脑中风各证型在急性期均以痰热为主，这与现代医学对脑中风急性期以炎性细胞浸润为主的病理表现一致，是一种病理变化的两种表现形式，显示出湿热之邪在脑中风急性期生理病理过程中的主导地位。现代医学中血脂、血糖、血黏度等是否可以作为传统中医学"痰证"的实验室指标尚需进一步验证，但至少可以作为重要参考指标。

活血化瘀方法应用于出血性脑血管病的治疗已有数十年了，近十余年来使用活血化瘀中药注射剂治疗该病的文献报道日渐增多。在保守治疗的病例当中，的确有很大部分显示出了明显疗效，使很多临床医生对脑出血治疗的理念发生了改变，但尚未在全国范围内形成一致意见。然而部分患者在出血后经过数小时或数天后病情加重，影像学复查发现血肿在原有基础上增大，这对我们使用活血化瘀药提出了警示。许多临床现实问题促使我们对出血性脑血管病使用活血化瘀方法和使用活血化瘀药物的品种、开始使用的时间、用药剂量的掌握，以及使用时间长短等都要认真考虑，既要考虑疗效，更要考虑安全性。就脑出血后继续出血问题的处理及活血化瘀药使用时机的选择关系着疾病的预后。临床所见脑出血的病死率、致残率比脑梗死严重。尽管微创或开颅手术清除血肿等方法已使用多年，在抢救生命方面显示出了一定的优势，但保守治疗或清除血肿后的后续治疗，内科用药仍占主导地位。临床发现脑出血后再出血相当少，从机制上说，只有半球出血后形成脑疝，脑组织向下疝入枕骨大孔，使脑干受压后牵拉周围毛细血管导致破裂可引起再出血。其他类型继续出血和再出血比例不大。我们曾用活血破血法清除脑内血肿疗效较好，未见明显不良反应和继续出血。实践证明，在认真评价患者的病情之后采用中西医结合的方法，在辨证的基础上适时地使用活血化瘀药物，其疗效确实优于常规治疗病例。关于脑出血后不同时间段应用止血药及活血化瘀药及使用品种，不要机械地用一种方法强加于不同的个体。

中医学与西医学治疗中风病优势不同

在西方医学没有传入中国之前，中国人几千年的生老病死主要依靠传统中医药。经过数千年无数中医药学大家的积累，逐渐形成了众多存世或已遗失的中医药学典著，有些甚至名扬海内外。如东汉时期张仲景所著的《伤寒杂病论》，其确立的辨证论治原则是中医临床的基本原则，张仲景也因此被后人称为"医圣"。

从宏观角度看，中医学不仅仅是一门单纯的医药科学，它与天文、地理、人文、社会、心理、哲学等多学科融会贯穿，息息相关。由于人类社会过去没有现代先进的实验室设备，所有经验主要依靠对自然和自身变化规律的观察和总结，所以早期中医学是一门经验医学。经验医学是通过对已经发生的事情的规律进行整合、梳理，进而上升为理论。西方医学则属于实验医学，往往先是基于一个新的发现或设想，通过假说或实验的论证，最后上升为理论。西方医学早期的实验对象往往主要是人以外的其他动物，一般在实验成功后才有可能试验于人体，有些有效，有些则无效。另外，中医学强调整体治疗观，在治疗过程中，不过分关注具体的疾病或组织的情况如何，而是强调患者的整体转归和预后。因此中医自始至终要求强调生活质量。过去西医评价肿瘤好与坏的主要指标是治疗后瘤体大小、性质以及手术的完美度。但中医强调尽可能带瘤生存，而且要有较好的生活质量，不强调"一刀切"。中医认为疾病、治疗永远是一个矛盾的两个方面，如果人体没有好的环境利于药物发挥作用，结果就会事倍功半。只关注疾病是不够的，还要看到人体自身积极主动性的一方面。这是中医学的一大优势。

从微观角度看，把一个问题认识得越透彻越好，这是不容置疑的。虽然中医学的自然观察法可能在有些方面比西方医学研究的还要深入，但必须承认西方医学的优势，即以标准化、数据化、创新性为基础。另外，中医理论属于辩证法范畴，唯物辩证法和自然辩证法都贯穿其中。但是基于历史和时代的原因，中医学理论则显得抽象和宏观得多。例如，中医认为"心为君主之官"，但从古代解剖医学资料来看，其实当时古人已经知道人体有"大脑"这种组织，但为什么不强调"脑"而是强调"心"是"君主之官"？笔者虽然不解，却也不敢贸然否定这一几千年的经典理论。令人欣喜的是，近些年来发现了心脏具有内分泌功能，今后的研究有可能从内分泌角度把脑与心联系起来。另外，中医认为"肾主骨生髓，髓聚成脑"。有些痰病在运用这一理论指导治疗后确实有效。所以从过去的经验看，只要有临床疗效，就至少证明这些中医理论不可随意诋毁。

　　由于历史条件的限制，中医在某些抢救方面确有局限。如对于急性高颅压，现代医学可以通过去骨瓣减压等手段达到降颅压目的。对于急性脑血栓适宜患者行急救溶栓治疗后，可以很快完全恢复。但此时如果运用中医药治疗可能就会逊色得多。但是在没有完全或基本获得某个疾病的诊断标准之前，西医往往无法明确下结论并进行针对性治疗用药，这是其弊端所在。与此不同，中医从宏观角度判断患者所患证候的虚、实、寒、热，对患者进行辨证论治。治疗后患者病情见好的例子举不胜举。但至于具体起效的证据，由于两种医学体系和理论的不同，可能在很多方面都不易接受。但是我认为只要患者病情好转，这就应是临床医生最终追求的结果。所以，长期的临床医学实践证明，中医学和西医学两个理论体系都是正确的，但也都存在不足。然而，西方医学传入中国仅百年，就能迅速占领我国医学市场并成为主流，这确实需要当代中医界的认真分析和总结。

　　在从事中西医结合这些年我深有感触，首先，中医的精髓和内涵一定要保留，甚至要继续挖掘；其次，现代先进的、公认的检验、诊断、治疗技术一定要学习和接受。比如溶栓治疗和介入疗法，对于有些适宜的患者有良好效果，而有些患者则对这些治疗效果不佳或出现问题。如果采用中西医结合认识思路进行诊断，在运用现代医学手段进行治疗时辅以中药治疗，往往不但可以加强疗效，还能减少不良反应。这是一个治疗学的趋势。

第二章
中医养生，远离中风

中风病有高发病、高致残、高死亡的特点，严重危害社会和家庭的稳定。无论一级预防和二级预防，其主要目的是为了控制和延缓疾病的发生和发展，减轻疾病的损害。中风病与高血压、脂代谢紊乱、糖尿病、饮食、肥胖、饮酒吸烟、情绪性格等高度相关，不良的生活习惯是疾病的高度致病因素，导致中风病的发生率连年上升。中医"调脏腑""调气血""恬淡虚无"的养生观念符合"未病先防，既病防变"的预防观，上千年的古老理论仍可以指导当今的生活起居、饮食调摄、运动生活等各个方面，具有鲜明的现代社会意义，指导着现代人的生活。

❋ 中风与中医养生观和养生法

高度发展的现代社会导致的社会病是新疾病谱中疾病的直接致病因素。其中高度的精神压力、快节奏的工作负荷、不良的生活饮食习惯直接导致了社会疾病谱的变迁。而中风病的高发病率已符合疾病谱变化趋势。社会的发展和经济的进步，使人们在有衣穿、有房住的基础上提出了更高的生活要求。追求高品质的生活质量是现代人的需要。高质量生活的前提是身体的健康、生命的活力。千百年来中医养生仍具有强大的生命力，它基本的养生观念为调动人体的积极性。

生长壮老本来是生命的必然过程，人有天年之限，生理性衰老不可避免，但可以通过养生活动保持身心和谐、躯体与机能和谐，预防早衰及疾病的到来，这是古代和现代养生理论基础的核心。

养生一词，原出《管子》。早在茹毛饮血、钻木取火的原始时代，我们的祖先为了生存繁衍，在与大自然搏斗的漫长岁月里，从劳动与生活的实践中，逐渐摸索认识到人体生命活动的一些规律，学会了一些防病保健的知识和方法，并相互传授。发展到后来，人们把这种自觉的保健延年活动叫作养生。以后，人们又将这种保健延年活动加以理论上的归纳，称之为养生之道。经过长期的运用和不断充实，后人将偏于养生保健方面的内容发展为养性、摄生、道生、保生等；把侧重老年延年益寿方面的内容又衍生出寿老、寿亲、养老、寿世等。这样就基本反映了养生的主要轮廓。因此，所谓养生，实际就是保养生命，以达长寿之意，正如三国时期著名的思想家嵇康的《养生论》所述："至于导养得理，以尽性命，上获千余岁，下可数百年，可有之耳。"

养生有广义和狭义之分，古义和今义之别。古人认为："摄养身心，以期保健延年。"（《辞源》）这是古义的养生，也是狭义的养生。而广义的养生，是指现代养生学，它是养心、养性、摄生、道生、卫生、保生、保健、防病、寿老、寿亲、寿世等防病于未然、养病复康，使人身轻体强、耳聪目明、益智明心，并能陶冶性情、身心康乐、延年益寿诸方法之总称。养生就是指通过各种方法颐养生命、增强体质、预防疾病，从而达到延年益寿的一种行为活动。养生的目的是达到"健康""快乐""长寿"。因此,这些理论和方法均谓之养生。

中国传统医学认为养生要遵循一定的养生法则。老年人虽然形神皆不及少壮,但仍可以维持相应水平,生活自理,精神不败,度百岁乃去。《黄帝内经》中论述养生为:"上古之人,其知道者,法于阴阳,和于术数,食饮有节,起居有常,不妄作劳,故能形与神俱,而能尽终其天年,度百岁乃去。"阐述了上古时代那些懂得养生之道的人,能够取法于自然界阴阳变化的规律,运用各种养生方法,调摄精神,锻炼身体,能够节制饮食,日常生活遵循一定的规律,不过分地操劳,精神与形体能够保持协调一致,因此能享尽其生命年限,活到百岁才离世。

《庄子·养生主》中说,所谓生就是生命、生长、生存的意思;所谓养,就是保养、护养、调养、补养的意思。养生就是通过养精神、调饮食、练形体、适寒温等形式适应自然、适应社会,是一种综合性的强身益寿活动。养生的根本目的不应该仅仅是生命的延长,更重要的是生活质量的提升、生命质量的提升。从某些意义上说是对健康的管理、对生活的管理、对生命的管理的一门学问。

根据《国语》和《史记》记载,彭祖是我国一位最长寿的老人,其养生之术为我们提供了很多的启示。第一,他十分重视运动锻炼,坚持每天清晨练功。他的健身方法被后人概括为"导引法",至今仍被人们运用于强身祛病。第二,注意保持良好的生活习惯。在生活中,彭祖坚持顺乎自然的信条,他认为长寿的关键在于不伤身体。比如顺应四季节气的变化,冬天注意保暖,夏季时常纳凉;另外要劳逸结合,心情舒畅,用脑适度。第三,创造和谐的夫妻生活。彭祖认为,禁欲是违反自然规律和人性的,对身心健康有害无益。男女相需好比天地相合,而和谐有节的夫妻生活能够增加人的精神活力。他同时还指出当人们酒醉、饭饱、忧悲恐惧、喜怒失常时不该同房。只要懂得了这些道理，就能"避众伤之事"，延年益寿。

养生包括养生之道与养生之术，中医将养生的理论（即要达到康、乐、寿之境地所必须遵循的养生原则）称为"养生之道"，而将养生的方法（即为了实现康、乐、寿的目的所采取的具体手段）称为"养生之术"。养生之道，基本概括了几千年来医药、饮食、宗教、民俗、武术、气功等方面的养生理论，是养生活动进行的前提。而"养生之术"则是要求在养生之道指导下的具体实施。这种"道"与"术"相结合的养生既是中华民族的文化瑰宝，又是一门当今人类急需的、急待发展的学问和实践活动。

正确理解养生的理论和方法，我们要先理解养生之道中"道"的确切内涵。"道"可以理解为道理、原则，但必须是科学的道理、原则才可真正称之为"道"。明白这一点，可以指导我们正确地养生保健。

中国古代医家、儒家、道家思想交汇，历经千年形成了独特的中国养生思想。对于养生理论古代先贤学术流派众多。道教文化以延年益寿、羽化登仙为最高目标，对中医养生思想亦具有深刻影响。"恬淡清静、致虚无为"是道教哲学思想的重要内容，也是道教养生修身的基本要求，即通过虚静养神以达到颐养天年的目的。老子在《道德经》中谈养生方法时强调要"去甚，去奢，去泰"，"祸莫大于不知足，咎莫大于欲得"，主张清静养神以养生。庄子在告诫世人对待功名利禄时要"不为物役""不为物累"。在《庄子·在宥》中说："无视无听，抱神以静，形将自正;必静必清，无劳汝形，无摇汝精，乃可长生;目无所见，耳无所闻，心无所知，汝神将守形，形乃长生。"这一虚静养神的理论与中医"精神内守"的养生理论有异曲同工之妙。道教经典之一《黄庭经》的养生修道观也认为，不论采取什么养生之术，都必须保持恬淡虚无，并把恬淡虚无解释为两个方面，一是要居于安静虚寂之地，能免除外界干扰，二是要保持平静的心境，做到恬淡无为无私无欲，抛去一切私心杂念及主观妄想。人体虽然是形（精）、气、神的统一体，但形气只是人存在的基本条件，神才是人体的主宰，所以养生也自然应以养神为主。只有虚其心，静其神，心清神静，根本坚固，形神相亲，才能长生久视。如何做到恬淡虚静？道教认为，一是要避免对感官的过度刺激，二是要清除内心的杂念，抑制和消除各种欲望。"守一""存思"是道教进行心灵调控、排除烦恼、集中注意力的炼养法门。《道德经》第十章曰："载营魄抱一，能无离乎？"此后的《庄子》和《太平经》继承和发扬了老子的"抱一"思想，充分阐述了"守一"的功能妙用，认为"守一"可以度世，可以消灾，可以理家，可以治病，可以长生，可以久视。另一方面则要求调心，控制情感活动，排除忧虑。"存思"与"守一"同属于道教意念修持的法门，只不过守一比较单纯，只要求形神相抱而已，而"存思"则是引导自身的意念集中于某处。存思术大体上有三种类别。一是存思身中景，即所谓观内景，二是存思体外景物，三是体内与体外诸景观之存思相结合。存思法既可以使注意力集中，也可以使注意力得到转移。我们知道，人的注意力不能涣散，但也不能长期过度紧张。在涣散的时候可以通过观景的存思方式使之重新集中起来；在精神长期或过度紧张的时候，也可以通过存思内外景观，使注意力转移，从而放松精神，消除大脑疲劳，维护和促进人体健康。"内丹修炼"是道教养生的最高成就，也是道教养生区别于医学保健和其他各家养生术的根本标志。道界认为，"内丹"就是经过特定的修炼在人体内形成的精、气、神三者的结合物，实际上它是一种特殊的精、气、神高度统一的状态或境界，可以提升人的生命状态，使人青春焕发，智慧洞开，生命延长。内丹理论认为"顺以成人，逆以成仙"，并认为炼精化气，合三（精气神）为二（气神），炼气化神，合二为一（神），炼神还虚，归于无极(道)，以至重返本源，长生久视。内丹修炼的四个基本步骤即炼己筑基、炼精化气、炼气化神、炼神还虚。道教内丹论重视精、气、神对维持生命的重要作用，重视三者的调和。

中医养生沿用道教恬淡虚无的哲学思想，借鉴"守一存思""内丹修炼"的炼养方术，强调养生必须做到"精神内守"，强调内心虚静作为内因在养生中的重要作用，所谓"精神内伤，身必败亡""正气存内，邪不可干"。"得神而昌，失神而亡"是历代医家重视养神的一句名言，还有"太上养神，其次养形"之说。中医学认为只有内心清静，神气方可内守。如果心神过于浮躁，神不内守，动而不定，必然扰乱脏腑，耗元伤精，易招致疾病，甚至促人衰老，减短寿命。《素问·上古天真论》曰："夫上古圣人之教下也，皆谓之虚邪贼风，避之有时，恬淡虚无，真气从之，精神内守，病安从来。是以志闲而少欲，心安而不惧，形劳而不倦，气从以顺，各从其欲，皆得所愿。故美其食，任其服，乐其俗，高下不相慕，其民故曰朴。是以嗜欲不能劳其目，淫邪不能惑其心，愚智贤不肖不惧于物，故合于道。"刘河间认为："心乱则百病生，心静则百病悉去。"《黄帝内经》曰："为无为事，乐恬淡之能，从欲快志于虚无之守可?故寿命无穷，与天地终，故圣人之治身也。"张仲景在批评醉心名利、贪图享受的现象时说："但竞逐荣势，企踵权豪，孜孜汲汲，惟名利是务，崇饰其末，忽弃其本，华其外而悴其内，皮之不存，毛将安附焉？"告诫人们，若醉心名利，身体衰惫了，名利还有什么用呢?中医学根据"精神内守，病安从来"的养生思想，创制或发展了许多实用有效的调神养生之术，如气功疗法、太极拳(剑)等。

儒家养生注重身心锻炼，身心锻炼所要达到的境界就是变化气质而成的圣贤气象。《大学》说："古之欲明明德于天下者，先治其国；欲治其国者，先齐其家；欲齐其家者，先修其身；欲修其身者，先正其心；欲正其心者，先诚其意；欲诚其意者，先致其知；致知在格物。"这种格物致知、修身齐天下的理论中，修身是最根本的环节。因此有孔子"仁者寿""大德必得其寿"的养生理论和孟子"我善养吾浩然正气"达到"不动心"的境界。古人以道德修养影响人的精神风貌来养生。儒家身心修炼把它当作一种人生的态度，日常生活中每时每刻都注重修炼，强调对事对人的平和，活动身心的愉悦，感受生活的美好，不为小事而气恼，不为俗世而烦扰。天人合一是儒家思想中的重要内容，贯穿始终。由《中庸》可见"天人合一"思想："能尽人之性，则能尽物之性；能尽物之性，则可以赞天地之化育，则可以与天地参矣。"汉代董仲舒的"天人之际，合而为一""以类合之，天人一也"认识初步总结了儒家"天人合一"的思想。到了宋代的理学，"天人合一"思想才逐渐明晰成熟起来。天人合一，即指天道与人道、自然与人为相通、相类和统一。它不仅是中国古代哲学的思维方式，同时也是人生的理想境界，如《易传·乾卦·文言》说："夫大人者，与天地合其德，与日月合其明，与四时合其序，与鬼神合其吉凶。先天而天弗违，后天而奉天时。"中医养生理论吸取早期儒家天人合一思想，提出了养生的整体观念，确立了顺应自然的养生原则，强调养生要掌握自然变化的规律，主动调节人的饮食、起居、运动、精神诸方面活动，使之与自然变化节律相一致，保持机体内外环境的协调统一，以避邪防病，延年益寿。如《素问·四气调神大论》指出："夫四时阴阳者，万物之根本也。所以圣人春夏养阳，秋冬养阴……故阴阳四时者，万物之终始也，死生之本也。逆之则灾害生，从之则苛疾不起，是谓得道。道者，圣人行之，愚人佩之。从阴阳则生，逆之则死；从之则治，逆之则乱。"一年中因阴阳的消长而有四季寒来暑往的变化，由春至夏，阳气渐生渐长，阴气渐收渐藏；由秋至冬，阳气渐收渐藏，阴气渐生渐长。《灵枢·本神》曰："故智者之养生也，必顺四时而适寒暑。"宜春夏养阳、秋冬养阴。此外，人还应顺应一日之阴阳消长，安排作息来调节自身阴阳。如《素问·生气通天论》说："平旦人气生，日中而阳气隆，日西而阳气已虚，气门乃闭。是故暮而收拒，无扰筋骨，无见雾露，反此三时，形乃困薄。"

以孔子为代表的儒家倡导"中庸之道"，力赞中和原则，即《中庸》所言："中也者，天下之大本也；和也者，天下之达道也。致中和，天地位焉，万物育焉。"主张中和养生的思想已成为儒家养生思想文化的一大显著特征。汉代董仲舒在《春秋繁露·循天之道》中全面阐述了中和观，他认为中和是宇宙万物赖以生成的根据，是治国与养生的根本原则，"能以中和理天下者，其德大盛；能以中和养其身者，其寿极命"，并从饮食、居处、劳逸、欲恶、动静、情志等方面论述了致中和以养生的方法。至此，中和观在中国文化中的崇高地位得以全面奠定。儒家所谓"中和"是指建立在结合物自身适度状态下的和谐状态，其中"和"是把杂乱与对立的事物有机地统一起来，而"中"则是指在和的基础上所采取的居中不偏、兼容两端的态度，"和"是目的，"中"是手段。而儒家中和养生思想产生的思想基础是人道效法天道。儒家的代表人物孟子曾说："诚者，天之道也，思诚者，人之道也。"所谓"诚"，《中庸》说："诚者不勉而中，不思而得，从容中道。"这即是说："中"乃天之道，而人应效法天道，实行中道。为了遵循天之道，儒家从人的特点出发，制定出了效法中和天道的中和养生思想。中医学也认为中和是一切生命整体维持平衡稳定，从而维持生存的必要条件，如《素问·生气通天论》不仅认为人体自身须"阴平阳秘，精神乃治"，而且主张只有真正做到"内外调和"，才能保证人体"邪不能害"，并提出"因而和之，是谓圣度"。因此，养生也以中和为最佳境界，诚如《灵枢·本神》所说："故智者之养生也，必顺四时而适寒暑，和喜怒而安居处，节阴阳而调刚柔，如是则邪僻不至，长生久视。"对此，《素问·上古天真论》有很详细的论述，强调养生要"法于阴阳，和于术数，食饮有节，起居有常，不妄作劳。"养生的具体方法，可概括为六个方面：一是从天人合一的角度出发，要求养生须顺应自然，根据自然界阴阳消长变化来调节人体的功能活动，使之与外环境的变化相协调，同时注意避免四时不正之气的侵袭；二是从无为论的角度强调恬淡虚无，少私寡欲，降低个人需求，避免不良情绪的产生，以调摄精神，保养正气；三是从动静观的角度主张正确处理劳逸之间的关系，要根据个人的具体情况合理安排，做到劳逸结合，有张有弛，不妄作劳；四是饮食有节，定时定量，合理搭配，五味调和，以固护脾胃；五是慎房事，节欲保精，以维护先天之本；六是和于术数，采用导引、按跷、吐纳等适宜的养生术。上述养生方法，在天人关系、精神调摄、形体运动、饮食劳作、起居作息、房事活动等方面，无不体现着儒家的中和思想。

儒家倡导"仁者寿"，强调怡情养性修德是养生长寿的根本。养生要从养德开始，要修身发扬人的善性，清除心理障碍，保持心理平衡，强调人的生理、心理及外界环境对健康的影响。儒家注重内心省察的修身传统给中医学的发展以深远影响。中医养生承袭了儒家重德的哲学思想，提出"德全不危"的养生观。《素问·上古天真论》曰："上古之人所以能年皆度百岁而动作不衰者，以其德全不危也。"故"大德者必得其寿"。所以"淳德全道"是"任我逍遥过百春"的先决条件。此外，中医学强调七情致病，以性养命。《素问·上古天真论》主张"恬淡虚无"，孙思邈所言"德行不克，纵服玉液金丹，未能正寿"的观点正是对"仁者寿"的最好诠释。仁者与人为善，七情中和，心情愉悦利于养生；仁者追求高尚道德，淡泊明志，心态平和易于养生；仁者宽仁厚爱，忠恕为怀，胸襟坦荡善于养生；仁者克己制欲，不计得失。孔子曰"克己复礼为仁"，孟子强调"养生莫善于寡欲，"皆言制欲以达"仁"而善养寿也。

《黄帝内经》记载："上古之人，春秋皆度百岁而动作不衰；今时之人，年半百而动作皆衰者，时世异耶？人将失之耶？"岐伯对曰："今时之人不然也，以酒为浆，以妄为常，醉以入房，以欲竭其精，以耗散其真，不知持满，不时御神，务快其心，逆于生乐，起居无节，故半百而衰也。"这些内容也适用于现代社会。现代社会物质丰富，人们生活无规律，饮食过肥甘，饮酒无限制，纵欲无节制，起居违背机体自然规律，导致了人体阴阳失调，气血逆乱，于是半百而衰，不能尽终其天年。

中医理论指导的中医养生理论是我国劳动人民和历代医家在长期的生产、生活及与疾病做斗争的社会实践中逐步发展起来的，它是人类丰富经验的总结，有效指导着人民的保健事业。不论是对于中风还是其他疾病，养生包括了对疾病的预防发生和预防再次发作。中医养生主要观点有五方面：整体观、精气观、动静观、防治观、食疗观。中医学认为外避虚邪贼风、内养心神、调和阴阳是其养生论的核心；顺应四时、节饮食、调情志、适劳逸是其倡导的主要养生手段；而使心安神定，真气内守，"阴平阳秘"，脏腑功能协调，"骨正筋柔，气血以流"，机体抗邪有力，则是养生观要达到的目的。

（一）整体观

所谓整体观念，即中医理论认为人体本身是统一、完整的，四肢五脏通过经络相联系，主要包括人与自然的整体、人体内部的整体、人体与精神的统一整体等。天地是个大宇宙，人身是个小宇宙，天人是相通的，人无时无刻不受天地的影响，就像鱼在水中，水的变化，一定会影响到鱼，同样的，天地的所有变化都会影响到人。所以中医养生强调天人一体，养生的方法为随着四时的气候变化、寒热温凉做适当的调整。人与自然界是统一的，人体与外界环境是一个统一的有机整体，而人体本身则又是这一巨大体系的缩影(即人身小天地)，也是一个统一的有机整体。《素问·生气通天论》中提出："天地之间，六合之内，其气九州、九窍、五脏十二节，皆通乎天气。""故阳气者，一日而主外。平旦人气生，日中而阳气隆，日西而阳气已虚，气门乃闭。"天人合一最重要的体现也是合于"气"。人是自然界的一部分，也是自然界的产物，人在自然界中生活，要受到自然规律的制约，因此，人要与自然规律相适应，达到天人合一的养生目的。

人与自然界存在统一关系。首先，自然环境中存在着人类赖以生存的必要条件，《素问·四气调神大论》云："夫四时阴阳者，万物之根本也，所以圣人春夏养阳，秋冬养阴，以从其根。"指出四时阴阳是万物之根本，是自然界万物生长变化的规律，同时也是养生的根本。如《素问·宝命全形论》说："人以天地之气生，四时之法成。"这里的"天""地"即是指自然界而言。其次，由于人生活在自然界之中，自然界的变化必然直接或间接地影响着人体，而人体又通过各种感觉器官感受这些影响，并在生理、病理等方面发生相应的反应。如《灵枢·邪客》说："人与天地相应也。"《灵枢·岁露》亦说："人与天地相参也，与日月相应也。"这些都说明人的生命活动规律与自然界的变化是息息相关的。

中医学理论认为，天有三阴三阳六气和五行的变化，人体也有三阴三阳六气和五行的运动。天地之间阴阳、六气、五行的变化，可以产生各种不同的气候，在不同的气候下，人体五脏也会发生阴阳、五行的变化，进而产生喜怒悲忧恐五志。因此，自然界阴阳五行的运动，与人体五脏六经之气的运动是相通相应的，这就是"天人一理"的"天人一体"观。

1. 季节气候对人体的影响

一年四季的气候各不相同。春温、夏热、秋凉、冬寒，这是一年四季中气候变化的一般规律。人体在四季气候的规律性影响下，也以不同的生理功能来适应。如春夏阳气升发在外，气血容易浮于体表，故皮肤松弛，腠理开泄，人体就以出汗散热来调节。秋冬阳气收敛内藏，气血闭于内，故皮肤致密，出汗减少，体内必须排出的水液就从小便排出。在病理上人体也同样受自然界气候变化的影响。当气候变化过于剧烈，超过了机体调节功能的正常限度，或由于机体本身不够健全，不能与外在的变化相适应时，就会产生疾病。如春天多温病，夏天多热病，秋天多燥病，冬天多伤寒。古人提出了"春夏养阳，秋冬养阴"的养生防病思想。《素问·四气调神大论》曰："春三月，此谓发陈。天地俱生，万物以荣。夜卧早起，广步于庭，被发缓形，以使志生。生而勿杀，予而勿夺，赏而勿罚。此春气之应，养生之道也。逆之则伤肝，夏为寒变，奉长者少。"因此春季养生要点重在养春生之气，早睡早起，锻炼身体；调整心态，顺应肝木，资生心火。

"夏三月，此为蕃秀。天地气交，万物华实。夜卧早起，无厌于日。使志勿怒，使华英成秀，使气得泄，若所爱在外，此夏气之应，养长之道也。逆之则伤心，秋为痎疟，奉收者少，冬至重病。"夏季养生要点重在养夏长之气，根据天时，调节睡眠时间；调和情志，避免急躁发怒；合理出汗，获得天阳资助。"秋三月，此谓容平。天气以急，地气以明。早卧早起，与鸡俱兴。使志安宁，以缓秋刑；收敛神气，使秋气平；无外其志，使肺气清。此秋气之应，养收之道也。逆之则伤肺，冬为飧泄，奉藏者少。"秋季养生要点重在养秋收之气，早睡早起，尽量保持情绪安定；调节情志，保持肺气清肃正常；避免悲伤太过及凉燥伤肺。"冬三月，此为闭藏。水冰地坼，无扰乎阳。早卧晚起，必待日光。使志若伏若匿，若有私意，若已有得。去寒就温，无泄皮肤，使气亟夺。此冬气之应，养藏之道也。逆之则伤肾，春为痿厥，奉生者少。"冬季养生要点重在养冬藏之气，早卧晚起，必待日光；减少运动，注意保暖，避免出汗过多伤津耗气；保护肾气，预防痿厥病证。

2. 昼夜晨昏对人体的影响

《素问》说："平旦人气生，日中而阳气隆，日西而阳气已虚，气门乃闭。"概括说明了人体内阳气的昼夜波动情况。这与现代生理学研究所揭示的体温日波动曲线吻合，说明人体功能随着昼夜的寒温变化会出现节律性的改变。昼夜晨昏的变化，同样对疾病有一定的影响。如《灵枢》指出："夫百病者，多以旦慧，昼安，夕加，夜甚。"意思是说一些疾病多在清晨、上午比较轻微，从下午起逐渐加重，到了夜晚更重。这是由于随着昼夜阴阳之变化人体正气也有消长的缘故。

3. 地区方域对人体的影响

地区气候的差异，地理环境和生活习惯的不同在一定程度上也影响着人体的体质特征并进一步影响其生理活动。如江南多湿热，人体腠理多疏松；北方多燥寒，人体腠理多致密。长期生活在某一种环境中的人，机体已与自然相互适应，一旦易地而处，环境突然改变，初期多会感到不太适应，出现我们常说的"水土不服"。但经过一定时间，逐渐地适应了新环境，这些身体的不适也就自然消除了。生活在不同的地理环境条件下，在病理上也有不同的变化，特别是某些地方性疾病，更是与地理环境有密切关系。如处于低洼潮湿之地的人，多发生关节疼痛或痿弱不能行走等病；居住在高山上的人，多出现瘿病（大脖子病）；湖区水边多见蛊虫病等。

此外，许多地方病还与当地生活习俗密切相关。所以因时制宜、因地制宜、因人制宜，就成为中医治疗学上的重要原则。此外，地势高低对人体健康与长寿也有影响。《黄帝内经》指出："高者其气寿，低者其气夭。"说明居处地势高的人多长寿，而地势低的人多早夭。我国人口普查也表明，高寒山区的新疆、西藏、青海，无论是人群中百岁老人的比例还是老年人口的长寿水平，都要高于国内其他地区。为何地理环境不同，寿命长短不一呢？因为地区不同，水土不同，水土与水质对食物构成成分及其对人体营养的影响就有很大区别。同时，气象条件的差异对人体健康也有影响。在寒冷的环境中，细胞代谢活动减慢，人类的生长期延长，衰老过程推迟。

机体整体统一性的形成，是以五脏为中心，配以六腑，通过经络系统"内属于脏腑，外络于肢节"的作用而实现的。也就是说人体以五脏为中心，通过经络系统，把六腑、五体、五官、九窍、四肢百骸等全身组织器官联系成有机的整体，并通过精、气、血、津液的作用，来完成机体统一的机能活动。可见，五脏是代表着整个人体的五个系统，人体的所有组织器官都可以包括在这五个系统之中。机体整体统一性表现为阴阳平衡的健康观。阴阳平衡的人就是最健康的人，养生的目标就是求得身心阴阳的平衡。什么是阴呢？阴就是构成身体的物质基础。什么是阳呢？阳就是能量。阴阳是相对的，凡是向上的、往外的、活动的、发热的都属于阳；凡是向下的、往里的、发冷的都属于阴。《素问·生气通天论》说："生之本，本于阴阳。""阴平阳秘，精神乃治；阴阳离决，精气乃绝。"说明宇宙中的一切事物和现象，其发生发展变化的规律性和协调性，都是阴阳双方的对立统一运动达到相对平衡的结果；人体的一切生命活动，如生长壮老已的规律性变化、脏腑经络功能的协调有序等，都是阴阳双方对立统一关系达到协调稳定的表现。身体所以会生病是因为阴阳失去平衡，造成阳过盛或阴过盛，阴虚或阳虚，只要设法使太过的一方减少，太少的一方增加，使阴阳再次恢复原来的平衡，疾病自然就会消失于无形了。因此中医养生高度强调阴阳平衡。

人体的正常生理活动一方面要靠各个脏腑组织发挥自己的功能，另一方面则又要靠脏腑间的相互协同和相互制约作用，才能维持其生理活动的平衡。因此每个脏腑组织有各自不同的功能，同时又有整体活动下的分工合作，这是人体局部与整体的统一性。如心在五行属火，肝属木，肺属金。三者都有自己的生理功能：心主血，肝藏血，肺主气。他们之间不是孤立的，而是在生理、病理上都密切相关：肝木可以生养心火；肺金则可以制约肝木。又如关于饮食水谷的受纳、消化、吸收、转输和排泄的整个过程，就是通过胃、胆、小肠、脾、肝、大肠等脏腑的分工合作、协调作用而完成的。

中医养生注重的是身心两方面，不但注意有形身体的锻炼保养，更注意心灵的修炼调养，身体会影响心理，心理也会影响身体，两者是一体的两面，缺一不可。《素问·生气通天论》说："苍天之气，清静则志意治，顺之则阳气固，虽有贼邪，弗能害也，此因时之序。故圣人抟精神，服天气而通神明。失之则内闭九窍，外壅肌肉，卫气解散，此谓自伤，气之削也。"说明人的生命活动受到精神活动(意识、思维、情感等)的协调，是在"神"主导作用下完成的。在这里特别强调了人的精神活动还随自然现象的变化而变化，进而影响人体生理活动。

（二）精气观

《素问·金匮真言论》曰："夫精者，身之本也。"古人认为精气乃是天地之精华，是来源于天地间的灵气，天地之精气相合，才会产生人。所以中医学认为精气是生命的本原物质。

人的生成必从精始，由精而后生成身形五脏、皮肉筋骨脉等。正如《灵枢·经脉》所说："人始生，先成精，精成而脑髓生，骨为干，脉为营，筋为刚，肉为墙，皮肤坚而毛发长。"可见精气禀受于先天，与生俱来，是形成胚胎发育的原始物质，如果没有精气就没有生命。《灵枢·天年》说："血气已和，营卫已通，五脏已成，神气舍心，魂魄毕具，乃成为人。"不仅如此，人出生之后，犹赖阴精的充养，从而维持人体正常的生命活动。正如《灵枢·本脏》说："人之血气精神者，所以奉生而周于性命者也。"可见，精气是维持人体生命机能所必不可少的，故中医养生学认为，养生之真谛就在于保养精气。

（三）动静观

我们的祖先很早就认识到宇宙万物，特别是人类的生命活动具有运动的特征，因而积极提倡运动保健。"流水不腐，户枢不蠹，动也。形气亦然，形不动则精不流，精不流则气郁。"这里用流水和户枢为例，说明了运动的益处，并从形、气的关系上，明确指出了"动则身健，不动则体衰"的道理。《黄帝内经》也很重视运动养生，提倡"形劳而不倦"，反对久坐久卧，强调应"和于术数"。所谓"术数"，据王冰注，"术数者，保生之大伦"，即指各种养生之道，也包括各种锻炼身体的方法在内。但需注意运动要有一定的限度。"养生之道，常欲小劳，但莫大疲及强所不能堪耳"，不能"饱食即卧"而是"食毕当行步踌躇，每食讫以手摩面及腹，令津液通流"，有助于消化，达到祛除百病的目的。孙思邈说"能动能静，能以长生"。主张形神兼并，按四时的不同，养形调神。比如春天"夜卧早起，广步于庭"；夏天"夜卧早起，无厌于日"；秋天"早卧早起，与鸡俱兴"；冬天"早卧晚起，必待阳光"。

（四）防治观

《黄帝内经》中说："圣人不治已病而治未病，不治已乱而治未乱。夫病已成而后药之，乱已成而后治之，犹渴而穿井，斗而铸锥，不亦晚乎？"就是说一个高明的医生，不能只治疗已经发生的疾病，而更重要的是在未病之前采取一些预防保健措施。等到疾病已经形成才去用药治疗，这就好比渴了才掘井，打仗时才制造兵器一样，岂不太晚了吗？从而提出了未病先防的思想。

中医认为疾病的发生，一是外感，以六淫之邪为主；一是内伤，以七情为主。所以提出相应的养生要求：一要预防外邪侵袭，即所谓

"虚邪贼风，避之有时"；二要避免精神刺激，即所谓"恬淡虚无，真气从之"。前者为"治外之道"，后者是"治内之道"，体现了内外结合的疾病预防观。

（五）食疗观

民以食为天，每个人为了生存，每一天都要进食，这是生理的需要，故古人十分重视维护后天脾胃这一根本，并把它作为养生的重要内容。脾胃为水谷之海，益气能化生营血。人体机能活动的物质基础，营卫、气血、津液、精髓等，都是由脾胃化生，脾胃健旺，化源充足，脏腑功能才能强盛。脾胃是气机升降运动的枢纽，脾胃协调，可促进和调节机体新陈代谢，保证生命活动的协调平衡。《素问》还指出："饮食自倍，肠胃乃伤。"说明如果暴饮暴食，就会损害机体健康。因此古代养生家或医学家提倡"食饮有节"。食饮有节，是指摄取食物应有节制、有规律。并强调要谨慎地调和五味，切忌偏嗜。有"是故谨和五味，骨正筋柔，气血以流，腠理以密。如是则骨气以精，谨道如法，长有天命"的论述。可见饮食调理对于长寿延年必不可少。五味，是指饮食物的五种滋味，即酸、苦、甘、辛、咸。五味可以补益脏腑，是人体生命活动的物质基础。因其味不同，对脏腑的作用也有所侧重，如《素问·至真要大论》所云："五味入胃，各归所喜，故酸先入肝，苦先入心，甘先入脾，辛先入肺，咸先入肾，久而增气，物化之常也。"提出了在生理情况下五味对五脏的影响有主次之分。食物对人体的滋养作用是身体健康的重要保证，合理地安排饮食，保证机体有充足的营养供给，可以使气血充足，五脏六腑功能旺盛。若五味偏嗜就会造成相应脏腑的功能失调，出现多种病理变化。饮食有节，注意饮食的多少、寒温及定时定量。

中医理论指导下的中医养生方法不计其数，但中医学认为不外乎以顺应自然、协调脏腑、调摄阴阳为基本方法。

1. 顺应自然

这是在天人相应的整体观指导下的一条重要的养生原则。中国的古代哲学奠定了人与自然的关系，它认为生命是自然界发展到一定阶段的必然产物，天地是生命起源的基地；有了天地，然后"天覆地载，万物方生"。《素问·阴阳应象大论》曰："天地者，万物之上下也。"《素问·宝命全形论》曰："人以天地之气生，四时之法成。"《素问·生气通天论》中提出："天地之间，六合之内，其气九州、九窍、五脏十二节，皆通乎天气。"这些论述是对人与自然关系的高度概括，非常清楚地阐明了人类与自然界的一切事物之间都是相互影响、相互关联、相互依存的，而不是孤立存在的。人体要依靠天地之气提供的物质条件才能获得生存，同时还要适应四时阴阳的变化规律，才能发育成长。这与现代认为，生命产生的条件，正是天地间物质与能量相互作用的结果的看法，是基本一致的。人类需要摄取饮食、呼吸空气与大自然进行物质交换，从而维持正常的新陈代谢活动。正如《素问·六节藏象论》里说："天食人以五气，地食人以五味。"同样，自然环境的异常可影响人的生理活动而导致疾病发生。中医的养生理论就是建立在这种人与自然相应的思想基础之上的。

《素问·四气调神大论》提出了"春夏养阳，秋冬养阴"的顺四时养生方法，从而开辟了中医防病养生的先河。"四时"就是每年的春、夏、秋、冬这四个季节。四个季节里气候各有特点：春温春生，夏热夏长，秋凉秋收，冬寒冬藏。但四季又是一个不可分割的整体，是一个连续变化的过程。因为有了春温而生，才可能有夏热之长，秋凉之收以及冬寒之藏。没有生长，就无所谓收藏，也就没有第二年的再生长。正因为有了寒热温凉、生长收藏的消长进退变化，才有了生命的正常发育和成长。顺四时养生的关键是顺应四时阴阳的变化规律保养生命，维护机体健康。那么何谓四时阴阳？四时阴阳实际上是指一年四季寒热温凉的变化，是由于一年中阴阳之气消长所形成的，故称"四时阴阳"，例如冬至一阳生，由春至夏是阳长阴消的过程，所以有春之温，夏之热；夏至一阴生，由秋至冬是阴长阳消的过程，所以有秋之凉，冬之寒。由于四时阴阳消长的变化，所以有春生、夏长、秋收、冬藏的生物发展生长的规律，因而四时阴阳是万物的根本。

一年四季气候消长进退变化中产生出来风、寒、暑、湿、燥、火六种气候，称为"六气"。它们虽然各有特点，但又是互助调节的，因为有了这六种正常的气候变化，才有一年温、热、凉、寒和生长收藏的阴阳变化，所以自然界的气候可以互相调节，以利万物的生长发育，并使整个自然界气候形成一个有机的整体。这一整体是在不断运动变化的，是有规律的，遵循和利用这个规律，维持阴阳动态平衡，对人类有益，破坏这个平衡，则会"灾害至矣"。正如唐代医家王冰称："不顺四时之和，数犯八风之害，与道相失，则天真之气，未期久远而致灭亡。"

春、夏、秋、冬四季和风、寒、暑、湿、燥、火六气是万物生长的根本，人们在生活实践中效法自然界寒来暑往的阴阳变化规律，主动顺应四时气候的变化，积极采取预防措施，"动作以避寒，阴居以避暑"，春三月"夜卧早起……以使志生"，夏三月"夜卧早起，无厌于日……使气得泄"，秋三月"早卧早起，与鸡俱兴……"从而增强正气，防止六淫之邪入侵致病，这些都是顺应自然养生的重要表现。"故养生者必谨奉天时也"，这是养生的重要原则之一。

2. 适应自然

所谓适应自然，就是说人的日常起居作息要符合自然界阳气消长的规律及人体自身的生理常规。古代养生家认为，春夏宜养阳，秋冬宜养阴。因此，春季应"夜卧早起，广步于庭，被发缓形，以使志生"；夏季应"夜卧早起，无厌于日，使志无怒，使华成秀"；秋季应"早卧早起,与鸡俱兴,使志安宁,以缓秋刑";冬季应"早卧晚起,必待日光,使志若伏若匿,若有私意,若有所得"。如此天人相应,方可延缓衰老,避免寿损。

所谓避免外邪,即《黄帝内经》所说的"虚邪贼风,避之有时"。《吕氏春秋·尽数》中说:"毕数之务,在乎去害……大寒、大热、大燥、大湿、大风、大霖(久雨)、大雾,七者动精,则生害矣。故凡养生,莫若知本,知本则疾无由至矣"。自然界的四时六气是人类生、长、衰、亡的重要因素之一,人们要经常保养精神,锻炼身体,增强体质,才能适应气候的变化,抵御外邪,保持或恢复健康。古人根据四时六气,对养生康复提出"七防",即"一年之内,春防风,又防寒;夏防暑热,又防因暑而致感寒,长夏防湿,秋防燥,冬防寒,又防风"。

3.利用自然

《灵枢·玉版》中指出:"人者,天地之镇也"。万物之中,只有人类能够征服自然,因为人类不仅能够认识自然,适应自然环境的变化,而且能够掌握自然规律,能动地改造自然,使之更加适合于生存,促进健康,古代的一些著名养生家就很重视生活环境的选择和改造。比如药王孙思邈在年老时就选择在山清水秀的环境中独自养老,并在那里造屋植木种花修池,为自己的晚年生活创造了一个怡人的环境。曹庭栋也"辟园林于城中,池馆相望,有白皮古松数十株,风涛倾耳,如置身岩壑……至九十余终"。他在《老老恒言》中就提倡"院中植花木数十本,不求名种异卉,四时不绝便佳";"阶前大缸贮水,养金鱼数尾";"拂尘涤砚……插瓶花,上帘钩";并要求"事事不妨亲身之"。这样,既美化了环境,又锻炼了身心。此外,还可选择在空气新鲜的树林中或洁净的溪流和瀑布附近进行空气浴;在海滨等美好的环境中进行气候康复等。这些都是利用大自然,使人与大自然协调一致，形成有利于健康的生活环境，为恢复和增强人体健康服务。

4. 协调脏腑

古人除了强调人与自然的统一性以外，还认为人体本身也是一个有机的整体。人体是由若干脏器和组织、器官所组成的，各个组织和器官都有着不同的功能，这些不同的功能又都是整体活动的一个组成部分，这决定了机体的整体统一性。而机体整体统一性的形成，是以五脏为中心，配以六腑，通过经络系统"内属于脏腑，外络于肢节"的作用而实现的。中医学认为人体正常的生理活动一方面要靠各脏腑组织发挥自己的功能，另一方面又要靠脏腑间相辅相成的制约作用，才能维持生理平衡。每个脏腑各有自己不同的功能，又有在整体活动下的分工合作。所以养生就要协调各脏腑的生理功能，使其成为一个有机整体。这是又一条重要的养生原则。《素问·灵兰秘典论》里说："心者，君主之官，神明出焉。肺者，相傅之官，治节出焉。肝者，将军之官，谋虑出焉。胆者，中正之官，决断出焉。膻中者，臣使之官，喜乐出焉。脾胃者，仓廪之官，五味出焉。大肠者，传道之官，变化出焉。小肠者，受盛之官，化物出焉。肾者，作强之官，伎巧出焉。三焦者，决渎之官，水道出焉。膀胱者，州都之官，津液藏焉，气化则能出矣。凡此十二官者，不得相失也，故主明则下安，以此养生则寿，殁世不殆，以为天下则大昌。"这里的十二官，即是指人体五脏六腑，另加心包络。不得相失，即是指各脏腑之间必须相互协调。以此养生则寿，是说若人体十二脏腑在心的统率下，彼此相互配合使用，就能寿命久长。可见，养生必须保持人体所有的脏腑功能活动正常，尤其是心肝脾肺肾五脏。保持人体脏腑功能健全的方法很多，但主要的是以下两条：

（1）顺应脏腑功能

《素问·五脏别论》里说："所谓五脏者，藏精气而不泻也，故满而不能实；六腑者，传化物而不藏，故实而不能满也。"这里的满，是形容五脏藏精气的状态，五脏精气应当丰满充盛，才能游溢于中，供养人体，从而维持人体各组织器官的正常生理功能，如果不满而虚，就是五脏功能衰退的病理表现。这里的"实而不能满"是指水谷而言，是形容六腑转输水谷的状态。人体的五脏六腑只有藏、泻得宜，机体才有充足的营养来源，以保证生命活动的正常进行。

（2）及时纠正脏腑功能失调

所谓五行学说，起初是古代劳动人民在长期的生活和生产实践中，认识到木、火、土、金、水五种物质是人民生活中不可缺少的东西。后来人们把这五种物质的属性加以抽象推演，用来说明整个物质世界的联系；并认为这五种物质不仅具有相互资生、相互制约的关系，而且是处在不断运动、变化之中，故称之为"五行"。五行学说，将人体的内脏分别归属于五行，以五行的特性来说明五脏的生理活动特点，如肝喜条达，有疏泄功能，木有生发的特性，故肝属"木"；心火有温煦的作用，故心属"火"；脾为生化之源，土有化生万物的特性，故脾属"土"；肺气主肃降，金有清肃、收敛的特性，故肺属"金"；肾有主水、藏精的功能，水有润下的特性，故肾属"水"。由于五行学说主要以五行相生（木生火、火生土、土生金、金生水、水生木）、相克（木克土、土克水、水克火、火克金、金克木）来说明事物之间的相互关系，用在医学领域里，能说明人体脏腑组织之间生理功能的内在联系，如肾（水）之精以养肝，肝（木）藏血以济心，心（火）之热以温脾，脾（土）化生水谷精微以充肺，肺（金）清肃下行以助肾水。这就是五脏相互资生的关系。肺（金）气清肃下降，可以抑制肝阳的上亢，肝（木）的条达，可以疏泄脾土的壅郁；脾（土）的运化，可以制止肾水的泛滥，肾（水）的滋润，可以防止心火的亢烈，心（火）的阳热，可以制约肺金清肃的太过，这就是五脏的相互制约关系。

由上可知，五脏之间均存在着"生我""我生""克我""我克"四个方面，从这四个方面可以说明一个脏与其他四个脏的关系。兹以肝为例，生我者为肾（水生木），我生者为心（木生火），克我者为肺（金克木），我克者为脾（木克土）。根据这种理论，在养生中就能及时纠正五脏之间的偏盛偏衰。这里还以肝脏为例说明之：春天时肝气偏旺，往往会克制脾土，发生食欲不振、腹胀等，那么在饮食上就要"补甘减酸"。补甘，就是要多吃点甜味的东西，以补益脾气；减酸，就是要少吃些酸味的食品，因为酸入肝，会使本来偏亢的肝气过亢。这也就是《难经·七十六难》所指出的"见肝之病，则知肝当传之于脾，故先实其脾气"。用五行学说的术语来说，亦即"扶土抑木"。这个例子讲的是怎样用五行学说的理论纠正肝脏的偏亢。若五脏之中有一脏偏衰时，如肺脏虚，常表现为短气、面色㿠白。自汗出、声低息微、脉虚弱，就可采用"培土生金"法，即健脾益气。因为肺中所需的津气，要依靠脾运化水谷精微来供应。

总之，在养生中要经常注意维持五脏之间的功能正常，若发生了偏盛偏衰，要及时注意加以纠正。

5.协调阴阳

阴阳，是中国古代哲学的一对范畴。其最初的涵义是十分朴素的，即指日光的向背，向日为阳，背日为阴，后引申为气候的寒暖，方位的上下、左右、内外，运动状态的动静等。后来古代思想家用阴阳来概括自然界一切相互关联的某些事物和现象，并产生了阴阳学说。阴阳学说认为人体是一个有机的整体，人体内部充满着阴阳对立统一的关系。所以说："人生有形，不离阴阳。"意思是人体的一切组织都可以划分为相互对立的阴阳两部分。

"阴阳者，天地之道也，万物之纲纪，变化之父母，生杀之本始，神明之府也。"这就清楚地说明，无论是自然界还是人，都必须以阴阳为根本。简言之：阴阳是生命之源。四时阴阳是万物的根本和终始，是人类生命活动的本源。所以，不管是自然界的万事万物也好，还是人体也好，必须要顺应自然界阴阳消长的规律。其根本原因，就是自然界的阴阳消长运动，影响着人体阴阳之气的盛衰，人体必须适应大自然的消长变化，才能维持生命活动。人体的生命活动，又是以体内脏腑阴阳气血为依据的，脏腑阴阳气血平衡，人体才会健康无病，不易衰老，寿命才能得以延长。这就是《素问·生气通天论》中"阴平阳秘，精神乃治；阴阳离决，精气乃绝"的理论。

《素问·生气通天论》里又说："凡阴阳之要，阳密乃固。"人体本身就是一个阴阳对立的统一体；由于阴阳之气的相互作用，推动了生命的运动和变化。但阴阳二气之中是以阳气为主导的，若阳气充盛，则人体生机盎然，否则生机凋残，折寿损年。正如张景岳所说："天之大宝，只此一丸红日，人之大宝，只此一息真阳。"由此看出，维护阳气对于人体健康是十分重要的。

人之生长壮老，皆由阳气为之主，精血津液之生成，皆由阳气为之化，所以，"阳强则寿，阳衰则夭"，养生必须养阳，阳气是生命的根本。《素问·生气通天论》曰："阳气者，若天与日，失其所，则折寿而不彰。故天运当以日光明，是故阳因而上，卫外者也。阳气者，精则养神，柔则养筋。"意思是说人体的阳气好比天空中太阳的作用一样，人体阳气运行规律失常，其生命不彰著于人世。这段话说明保养人身的阳气，是协调阴阳、保证人体健康、抗御病邪侵袭的关键。《素问·生气通天论》说："凡阴阳之要，阳密乃固，两者不和，若春无秋，若冬无夏。因而和之，是谓圣度。"说明阴阳平衡协调的关键在于阳气外护。病理上，阳气失常是引起阴阳失衡的先导，"故阳强不能密，阴气乃绝"。

6. 固阴精

俗话说，人身三宝精气神。但在精气神三者之间，精是生命的基础。精，即阴精，包括脏腑之精在内，特别是肾精。因为"精盈则气盛，气盛则神全"，若精亏则体弱神衰，脏腑机能失调，百邪易侵。

"精者，身之本也。"肾主藏精，主生殖，肾精所化之肾气关系到人的生长发育和衰老。肾气在生命活动中由始至终，犹如纵轴贯穿于各个阶段，其盛衰直接关系到人的生长、发育和衰老。《黄帝内经》明确指出，精是生命的基础，人体寿夭的关键，人"半百而衰"是由于不知保持精的盈满。汉代名医张仲景亦重视养生防病，他在经典著作《金匮要略》里曾提出"房室勿令竭乏"，并以此作为致病因素之一，体现了他重视保养阴精的思想。元代朱丹溪更是重视阴精，他创立了"阳有余阴不足论"，著"色欲箴"，其要旨是言肾中阴精难成易亏，而肝肾相火容易妄动，因此主张收心养心以抑制相火，节房事远帷幕以保护阴精。这是保肾固精、避免生理功能失调的重要措施。阴精亏损对生命活动的影响主要体现在以下几方面：

（1）精亏形坏无子

形坏，是指身体衰老，不能正常活动；无子，是指没有生殖能力。《易·系辞》说："男女媾精，万物化生。"说明精是生殖发育的基本物质，它对繁衍后代以及人体的生长发育极为重要。若肾精亏损，则影响生长发育和生殖功能。如《素问·上古天真论》说"精少肾脏衰，形体皆极"，故张景岳说"精血即形也，形即精血也"。又因为肾精亏不能化生天癸，而天癸是促使生殖机能成熟的物质，所以《素问·上古天真论》又说："天癸竭，地道不通，故形坏而无子。"

（2）精亏神志失清

《医林改错》认为："脑为元神之府，灵机记性……在脑。"这说明中医虽然认为人的精神活动与心的功能密切相关，但与脑也有重要关系。而脑之所以与精神意识思维活动有关，还因为肾藏精，精生髓，髓通于脑，即"脑为髓海"，精髓所藏于脑最多。若阴精亏损，不能生髓，常致脑海空虚，证见记忆衰退，思维迟钝，目眩昏冒。所以《素问·灵兰秘典论》认为："肾者，作强之官，伎巧出焉。"这里的伎巧，即指智力，意谓肾的功能正常，肾精充实，则身强矫健，多智灵巧。

（3）精亏诸窍不利

这是因为肾开窍于耳及前后二阴。耳的听觉功能，前阴的排尿，肛门的大便排泄，均与肾密切相关。另外，肾藏精，精生血，血藏于肝，肝开窍于目；肾阳能温煦脾阳，而脾开窍于口，故人老体衰精亏之后常可见到视物昏花，听力减退，口角流涎，二便不利。可见诸窍的功能正常与否，均与阴精是否充足密切相关。《素问·阴阳应象大论》明确指出："年四十，而阴气自半也，起居衰矣；年五十，体重，耳目不聪明矣；年六十，阴痿，气大衰，九窍不利，下虚上实，涕泣俱出矣。"这里说的九窍，即指头部五官七窍，下部前后阴二窍。九窍不利，是说上七窍、下二窍因为人老以后，精气一天比一天亏损而使诸窍得不到濡润，故诸窍不利。

综上所述，历代医家都非常重视保养人体阴精。大医学家张景岳曾明确指出："善养生者，必主其精，精盈则气盛，气盛则神全，神全则身健，身健则病少，神气坚强，老而益壮，皆本乎精也。"积精全神，保养阴精特别是肾精是养生的又一基本原则。

7. 调阴阳

《素问·阴阳应象大论》里说："阴阳者，天地之道也……治病必求于本。"意思是说，阴阳，是自然界运动变化的普遍规律，因而疾病的治疗，就必须从阴阳变化这个根本上认识和处理。这里的本，即根本，就是指阴阳。因为疾病发生的根本原因就是阴阳的失调，所以治疗疾病，就必须探求病变的根本，或本于阴，或本于阳。因此，要想不得或少得疾病，就必须注意协调阴阳，切实做到"法于阴阳"，补其不足，纠其偏胜，自可达到"阴平阳秘，精神乃治"。这样，人体阴阳二气处于平衡协调状态，不仅可使人体成为一个有机整体，而且可保持人体与自然界的统一协调。内外和协，正气运行如常，邪气就不能侵害，故能耳聪目明。由此看来，保持人体阴阳平衡、协调是多么的重要。

阴阳协调是健康的保证。《素问·生气通天论》中说："阴者，藏精而起亟也；阳者，卫外而为固也。阴不胜其阳，则脉流薄疾，并乃狂；阳不胜其阴，则五脏气争，九窍不通。是以圣人陈阴阳，筋脉和同，骨髓坚固，气血皆从。如是则内外调和，邪不能害。耳目聪明，气立如故。"这说明阴为阳之基，阳为阴之用。也就是说，在正常情况下，人体的阴精与阳气是处在不停地相互消长而又相互制约的状态中。阴精与阳气如果因某种原因出现一方的偏盛或偏衰，即成为病理状态。因此，阴阳协调、内外和调是使人"气立如故"的基本条件。

阴阳之要，阳密乃固。《素问·生气通天论》中说："凡阴阳之要，阳密乃固。两者不和，若春无秋，若冬无夏。因而和之，是谓圣度。故阳强不能密，阴气乃绝；阴平阳秘，精神乃治；阴阳离决，精气乃绝。"

万物之生由乎阳，万物之死亦由乎阳。但善养生者，又必须宝其精。因为精盈则气盛，气盛则神全，神全则身健。可见，保养阳气和补益阴精并保持二者协调平衡，是中医养生康复学的一条重要原则。

具体方法：

第一，遵循阴阳消长转化规律。

第二，遵循阴阳动静变化规律。阳主动，阴主静，动则生阳，静则生阴，所以阳时宜动养，阴时宜静养。

第三，遵循气机升降规律。上午是气升阶段，晚上是气降之时，同样春夏气升，秋冬气降，升则长阳，降则长阴。所以要养阳时应在上午锻炼，欲养阴时，就在傍晚入静摄生。

8. 精神内守

《寿世保元》有诗云："惜气存精更养神，少思寡欲勿劳心。"意思是说人要想养生延年，首先要敛气保精以养其内在精神，不要劳伤心神。的确，"养神"是养生的重要内容，只有精神健康，才能真正长寿。

中医学认为，精、气、神乃人身之三宝，是祛病延年的内在因素。神是整个人体生命活动的外在表现，也就是人的精神状态、思维活动。神，在人体居于首要地位，唯有神的存在，才能有人的一切生命活动现象。正如古代养生家强调指出的"神强必多寿"。这里所说的"神强"实为脑神健全之意，只有脑神健全，才能主宰生命活动、脏腑协调、肢体运动、五官通利，全身处于阴阳平衡的正常生理状态。"神"在人的生命活动中起主导作用，由心所主。若心安神定，则五脏六腑功能协调，身体健康无病；反之，若心惊神摇，则脏腑功能失和，气血紊乱，阴阳相佐，则百病由生。所以神只可得，不可失，只宜安，不宜乱。伤神则神衰，神衰则健忘失眠，多梦烦乱；神不守舍则发为癫狂，甚则昏厥。现代医学也证实，人类疾病有50%～80%是由于精神过度紧张引起的，如高血压、心动过速、神经衰弱等。现代人生活节奏快，互动频繁，各种压力层出不穷，造成了越来越多的人神经衰弱，精神躁动甚至精神分裂等。这是因为，人们只注意到身体的健康及锻炼，而忽略了心神的保健，导致心神不统一而发生各种疾病。因此古往今来，很多医家、养生家们都十分重视精神调养，重视精神治疗和心理养生作用。《素问·生气通天论》说："苍天之气，清静则志意治，顺之则阳气固，虽有贼邪，弗能害也，此因时之序。故圣人抟精神，服天气而通神明。失之则内闭九窍，外壅肌肉，卫气解散，此谓自伤，气之削也。"说明人的生命活动受到精神活动(意识、思维、情感等)的协调，即是在"神"主导作用下完成的。在这里特别强调了人的精神活动还随自然现象的变化而变化。养神的具体要求有二：

（1）心态须保持恬淡虚无，清静愉悦

早在两千多年前的《黄帝内经》中就提出养神的关键在于排除杂念，保持心地纯朴专一，如《素问·上古天真论》强调"恬淡虚无，真气从之，精神内守，病安从来"，"恬淡虚无"之中，恬就是安静，淡是朴素，虚无，是不被物欲所蔽，也就是清心寡欲，无忧无虑。能够做到"恬淡虚无"，心神方面也就不为外物所扰了。《素问·阴阳应象大论》又谓："是以圣人为无为之事，乐恬淡之能，从欲快志于虚无之守，故寿命无穷，与天地终，此圣人之治身也。"足见保持心安神守、知足常乐、淡泊名利等对调摄精神、通畅真气、协调脏腑、增强机体的抗病能力都具有重要意义。著名医家石天基曾作一首《祛病歌》："人或生来气血弱，不会快活疾病作；病一作，心要乐，病都却；心病还将心药医，心不快活空服药；且来唱我快活歌，便是长生不老药。"自古以来无数事例表明，心胸狭窄、斤斤计较个人得失的人，能过古稀之年者不多见，而胸怀开阔情绪乐观者，往往可享高寿。人生的道路坎坷不平，不如意事常十之八九，尤其人进入老年之后，由于社会角色、人际关系、健康状况、性格情绪等都会发生改变，若不能很好地把握住自己的"神"，常可产生孤独、忧郁、失落、自卑等消极心理。

在生命过程中，神易于动而致耗，难于静而内守。因此，历代养生家有不少人都主张以静养神来健身防病，抗衰延年，从而形成了养生学中的静神学派。老子《道德经》说："清静为天下正。"人体之神亦不例外，只有清静才能保持其正常功能。《素问·痹论》亦有同样认识："静则神藏，躁则消亡。"说明身心的清静有助于神气的潜藏内守，而身心的躁动则会导致神气的外弛甚至消亡。故嵇康在《养生论》中说："神躁于中，而形丧于外，犹君昏于上，国乱于下也。"指出了神躁不静的极端危害性。清代养生家曹庭栋在总结前人静养的思想基础上，提出了"静神"的新含义，他在《老老恒言·燕居》中说："静时固戒动，动而不妄动，亦静也。"同时还指出："用时戒杂，杂则分，分则劳。唯专则虽用不劳，志定神凝故也。"曹氏所提出的"静神"实指精神专一，排除杂念及用神不过。由上可知，古代养生家的所谓静神，主要是指神静不用，神用不过，神用专一等内容，从而脱胎于道家又高于道家。

老人晚年若能遵循古训，修德养性，少思寡欲，静养心神，方能享人生"天年"之寿。

（2）善于调节情志，适当疏泄

情志致病是中医病因学说的内因。人之七情有喜、怒、忧、思、悲、恐、惊，是人体对外界环境刺激的一种生理反应。但若反应过于强烈或持久，即七情失常，可引起阴阳失调、气血不和、脏腑功能紊乱而为患。"喜伤心，怒伤肝，思伤脾，悲伤肺，恐伤肾"，五脏受伤则精神涣散，精神涣散则神志衰减，神志衰减则诸病丛生。以上三者又相互联系，互为因果。《灵枢·本神》曰："是故怵惕思虑者则伤神，神伤则恐惧流淫而不止。因悲哀动中者，竭绝而失生。喜乐者，神惮散而不藏。忧愁者，气闭塞而不行。盛怒者，迷惑而不治。恐惧者，神荡惮而不收。"故无论是古代文献记载还是临床所见，因情志失调而导致疾病的案例是很常见的。《素问·阴阳应象大论》谓：

"故喜怒伤气……暴怒伤阴，暴喜伤阳，厥气上行，脉满去形，喜怒不节，生乃不固。"《素问·举痛论》谓："怒则气逆，甚则呕血及飧泄，故气上矣……思则心有所存，神有所归，正气留而不行，故气结矣。"《素问·生气通天论》谓："大怒则形气厥，而血菀于上，使人薄厥。"可见对于养生而言，调节情志、重视精神的调养是一个不容忽视的环节。而安神的关键，又在于使喜、怒、忧、思、悲、恐、惊七情各有法度，适可而止。七情既然是人体正常的情绪活动，就应该顺其自然，既不可过度，也不可压抑，可通过适当的疏泄来调节心中的情绪，使其顺应"智者之养生也"必"和喜怒"这段《黄帝内经》中重要的养生保健之要求，从而达到身体康健之目的。

9．动静结合

"生命在于运动"，是人们防病保健的一句至理名言。因为运动是生命存在的特征，人体每一个细胞都在不停地运动着。自古以来，我们的祖先就提倡用运动来增进健康，预防疾病，以求延年与长寿。早在《黄帝内经》中就指出了春季养生的方法："春三月，此为发陈，天地俱生，万物以荣。夜卧早起，广步于庭，被发缓形，以使志生。"这里的"广步"就是在空旷的地方散步的意思，提倡人们早晨起床后应到庭院里走一走。现代医学研究证明，坚持在春天进行体育锻炼，人体免疫力会增加，不易患病。个人可根据自身体质，选择适宜的锻炼项目，如打太极拳、散步、慢跑、放风筝等，让身体沐浴在春光之中，最大限度地汲取大自然的活力。唐代大医家孙思邈亦提倡"行三里二里，及三百二百步为佳"。《吕氏春秋·尽数》中就提出了"动形"的主张，"流水不腐，户枢不蝼(义同蠹)动也。形气亦然。形不动则精不流，精不流则气郁"，意思是说运动能够保持人体精气布散流畅而不郁滞，可防止疾病发生而得"尽终其天年"，从而阐明了运动健身的道理。故清·颜习斋在《言行录》中曾说过："养生莫善于习动。"

　　三国时期著名的医生华佗是位了不起的医学家，同时又是一位了不起的养生专家，他活到90岁而步履矫健、齿目不衰，就是因为自创自练仿生养生五禽戏功法，主要也是模仿熊、鹿、猿、鹤、虎五种动物的运动。这五种动物的生活习性不同，活动的方式也各有特点，或雄劲豪迈，或轻捷灵敏，或沉稳厚重，或变幻无端，或独立高飞。人们模仿它们的姿态进行运动，一方面起到了锻炼全身关节的作用，同时也改善心肌供氧量，提高心脏排血力，从而使全身气血流畅，祛病长生。

　　现代医学认为"生命在于运动"，运动可以提高身体新陈代谢，使各器官充满活力，推迟向衰老变化的过程，尤其是对心血管系统，更是极为有益。法国医生蒂索曾说："运动就其作用来说，几乎可以代替任何药物，但是世界的一切药品都不能代替运动的作用。"话尽管讲得有些夸张，但还是有一定道理的。适度的体育运动，可以使生活和工作充满活力和乐趣；可以帮助建立生活的规律和秩序，提高睡眠的质量，保证充足的休息，提高工作效率；可以提高人体的适应和代偿机能，增加对疾病的抵抗力……总之，运动可以使人强健体魄、防病防老。

　　生命在于运动但却不是盲动，休息静养也至关重要。这是因为人体生命活动是一个矛盾的过程，运动可以促进体内血液循环，改善多种组织器官的功能，增强抗病能力，加速代谢物的排泄，使一些抗动脉硬化的物质、抗衰老的物质数量明显增加，但运动还会使体内氧消耗量急剧增加，产生大量活性氧，这是促进人体衰老的主要物质。美国科学家经对运动员长期跟踪观察后发现，剧烈的、长期的大量运动，只会导致组织器官的损伤，加速衰老。因此，运动必须是适度的。而休息可使机体得到调整修复，清除活性氧，抗御衰老，使寿命延长。研究表明，寿命与呼吸频率成反比，呼吸频率越慢寿命越长。

龟每分钟只呼吸1～4次，寿命可达几百年甚至上千年；人每分钟呼吸多达12～20次，寿命仅几十年。

众所周知，吕尚因其德高望重而又高寿被尊为"姜太公"，他寿至97岁而终。后人总结他养生的秘诀是"动静结合，天人合一"，而这一秘诀集中体现在他的垂钓中。我们都知道"姜太公直钩钓鱼，愿者上钩"的故事，实际上除去故事本身的神话色彩以外，姜太公本人只要一有空儿便持竿傍溪，静观天水一色，几十年如一日，钓鱼实际上已经不知不觉中成为了他的养生之术。钓鱼实为形式，他那无饵直钩能钓鱼的理论，正说明了他"钓鱼是假，赏鱼是真"的淡泊利禄养生观。正是在众人千方百计要多钓鱼、钓大鱼之际，他却静观鱼群绕钩而乐。当然它也不是静止不动的，垂钓虽无饵，但抛钩观浮，一览群鱼绕直钩而过，再抬竿提线另抛，这一起一立、一提一抛，正好使四肢、手腕、脊柱得到了全面的活动伸展，起到了舒筋活血的作用。而静观鱼儿绕钩时则全神贯注，屏气凝神，两者一动一静，动静相兼，是运动平衡的统一。此外，从环境角度来说，长时间沐浴在大自然的怀抱中，天人合一，有利于机体的新陈代谢，特别是有利于改善大脑和中枢神经系统的生态功能。姜太公正是在垂钓中磨炼了自己的毅力和耐性，养成了谋大业不求功名利禄的胸怀，从而以豁达、宽容、仁和获得了健康长寿。

传统运动养生法的主要原则是动静结合，意气相依，内外兼修，身心并重。静则收心纳意，轻松自然，全神贯注，以培育正气，即在精神舒畅和情绪安宁的状态下锻炼；动则强筋壮骨，滑利关节，行气活血，疏经通络，以壮形体，调脏腑。动以养形，静以养神；动中有静，静中有动。"动中有静"，即在运动时要保持精神宁静的状态，要全神贯注；"静中有动"，要保持呼吸的自然和谐，只有动静结合，意、气、体三者紧密配合，才能炼精化气生神，内养脏腑气血，外壮筋骨皮肉。所以正确的养生方法应该是动静相兼，动以健体，静以养心，刚柔相济，亦动亦静，缺一不可。

　　当然，无论动还是静，都要掌握一个适当的"度"。《黄帝内经》有云："动过则损，静过则废"。是说动得过分，可能会引起疲倦、劳损甚至受伤；而一味静养，会变成"懒虫"，造成机体的衰弱，功能加速退化，引发各种疾病。

10．预防疾病

　　《黄帝内经》认为防病重于治病。《素问·四气调神大论》说："是故圣人不治已病治未病，不治已乱治未乱，此之谓也。夫病已成而后药之，乱已成而后治之，譬犹渴而穿井，斗而铸锥，不亦晚乎。"这段古文把疾病与战乱相比，提出了"治未病"的预防学思想，认为人体在没有产生疾病的时候，就应根据具体情况强身健体，从而预防疾病的发生。这种未病先防的思想和现代"预防为主"的基本精神是一致的。《金匮要略》也说："见肝之病，知肝传脾，当先实脾……中工不晓相传，见肝之病，不解实脾，惟治肝也。"此段虽然讲的是治病，但也有防病之意，描述人体一旦感受外邪，必须早期治疗该病，并要根据疾病的传变规律，提前采取措施使可能将受影响的部位或器官强壮起来而不被牵连致病，否则病邪会由浅入深，由轻而转重，终至不可医疗的境地。《素问·阴阳应象大论》中说："故邪风之至，疾如风雨，故善治者治皮毛，其次治肌肤，其次治筋脉，其次治六腑，其次治五脏。治五脏者，半死半生也。故天之邪气，感则害人五脏，水谷之寒热，感则害于六腑，地之湿气，感则害皮肉筋脉。"此文充分体现出未病先防、已病防变的御病观。

　　传统医学认为，疾病的发生，有邪正两个方面的因素。正气不足是疾病发生的内在原因和依据，邪气（即致病因素）是导致疾病发生的重要条件，外邪通过内因而起作用。所以要想达到未病先防的目的，必须从保养人体正气和防御邪气侵袭两方面入手。

古人十分重视精神与形体的调养。通过调养身心，从而调节体内阴阳，使之平衡。人体正气充足，七情正常，邪气也就不得侵犯人体。符合《黄帝内经》"正气存内，邪不可干，邪之所凑，其气必虚"之论述。

正气包括卫气及元气，肾为元气之根，脾为正气之源，肺为卫气之本。中医认为免疫力全在正气，正虚是免疫力下降的主要原因。正如《黄帝内经》所谓："正气存内，邪不可干。""邪之所凑，其气必虚。"正气充盛，外邪就无从侵入，疾病也就无从发生。"因虚邪之风，与其身形，两虚相得，乃客其形。"也说明邪气只有在正气虚弱的情况下，才能乘虚侵袭人体而致病。因此，正气虚弱是疾病发生的决定因素，外来邪气是构成疾病的条件，这就是《黄帝内经》一再强调的内因为主的发病学理论。人们要特别注重培补人体正气并同时注意不要使其亏损。

11. 安五脏

人体正气，来源于五脏，五脏坚强，血气充实，卫外固密，外邪无从侵入，疾病则不发生，健康则有保证。所以强五脏就是强正气。比如肝主疏泄，肝的主要功能是调畅气机，气机条达则气血通畅，经脉通利，如是五脏六腑自然和顺。脏腑和顺，全身舒适，心情自然愉快。所以，保健应该注意心情舒畅、七情调达，这样有助于肝的疏泄。心情不愉快易导致气郁，气郁又易引起肝郁，反过来肝郁而疏泄失职又会加重心情抑郁，于是心理与生理之间的良性循环就变成了恶性循环。正如《黄帝内经》说："百病生于气也。"所以，保养肝的功能最重要的方法是心情要愉快。养生要求情绪保持稳定，不要过分高亢或低落，如过于冲动，肝气过旺则分往大脑的血量骤然增多而易突发脑出血、中风；过于悲伤使肝气过于低下，分往大脑的供血量骤减而发生晕倒、虚脱。

12. 适劳逸

适劳逸是讲要防止劳作损伤，这是维护机体强壮、避免形伤的重要措施。适当的劳动锻炼与休息，能促进脏腑机能，保持筋骨灵活、气血流畅、精力充沛、身体强健。若过度劳倦，可致脏腑受损、气血亏耗、阴阳失衡。此外，若过度安逸，也可导致脏腑功能衰退、气血运行不畅、筋骨不利等，从而加速衰老、死亡。正如《素问·宣明五气》曰："五劳所伤：久视伤血，久卧伤气，久坐伤肉，久立伤骨，久行伤筋，是谓五劳所伤。"意思是说双眼全神贯注地看东西时需要血液的供应，人们长时间过度使用双眼就会感到双眼酸涩，这就是血液损伤的表现。不管是否有病，人们长时间地卧床不动，就会感到饮食无味，行走无力。这是因为长时间卧床，使气血流通不畅，代谢产物不能通过血液循环及时运走，故感到神疲乏力，这是因血液循环不好使气受了伤的缘故。人们坐的时间长了，常会感到臀部肌肉酸痛，下肢不适，是因为长时间地坐位使局部血液循环不良，局部代谢产生的乳酸没有被血液循环及时运走而使局部受到刺激所致，一旦出现这种症状就说明肌肉受到了损伤。人们原地站立过久时，常会感到筋骨酸痛，这是因为站立时全身的重量都集中到了脊柱及下肢部位，一旦出现筋骨酸痛就说明筋骨已经受到了伤害。人们行走过度时，常会感到筋肉酸痛，这是因为长时间行走需要大量的血液供应，同时产生代谢性乳酸过多，肝主藏血，亦主筋，长时间的行走消耗了血液，使筋不能得到充分濡养所以伤及筋。其中久立、久行、久视则是过劳，久卧、久坐则是过逸。过劳或过逸都会耗伤人体正气，影响脏腑正常生理功能而导致疾病的发生，这就是"生病起于过用"的道理。因此，在劳作中必须要坚持循序渐进、量力而行的原则，注意劳逸适当，时刻保持"形劳而不倦"的状态，才能保证身体的健康无损，切忌逞强斗胜，以妄为常。

防止病邪的侵害。虽然影响人体健康长寿的因素很多，但是疾病的侵害无疑是一个重要原因，是导致疾病发生的重要条件，所以除了注重保养人体正气外，"未病先防"是积极预防邪气侵袭从而保护身体的另一个方面。

根据中医学病因学说，致病因素大致可以概括为内因、外因、不内外因三个方面。我们这里所说的邪气即是指外因。人生活在自然之中，自然之六气在正常情况下是万物生长的基础条件。而六气的异常变化，则成为导致人体疾病的六淫，成为致病因素。此外，尚有"疫疠之气"等各种外界致病因素的困扰，必然影响人体的正常生理功能，进而产生各种各样的疾病，危及健康。所以要想减少疾病，保持人体的健康状态就要尽可能地回避各种致病的邪气。故《素问·上古天真论》指出："虚邪贼风，避之有时。"就是说大风、大雨、暴热、大旱、大雾、大寒及雷电、日食或月食之日不宜做户外活动。然而要及时有效地回避"虚邪贼风"，则要求人体必须顺应四时、昼夜阴阳的变化规律，时时顾护阳气。《素问·四气调神论》谓："应春气以养生，应夏气而养长，应秋气而养收，应冬气而养藏，逆之则灾害生，从之则苛疾不起。"明确指出，只有顺应四时、昼夜阴阳变化规律，回避邪气，方能确保阳气安和，有效地拒邪于体外，进而避免各种外感疾病的发生，这是防病治病、养生长寿的关键。

❀ 中医养生与饮食

合理的饮食是保持人体健康的一大要素，饮食营养不仅是维持人体正常生理活动的基本物质，也能提高机体抗病能力。不合理的饮食是导致当代各种疾病的重要因素之一。《汉书·郦食其传》云："民以食为天。"突出了食的重要性。古代养生家、医家早就认识到了饮食与生命的重要关系。他们从长期的实践中认识到，人们在日常生活中如果能够注意饮食方法及饮食宜忌的规律，并根据自身的需要，选择适宜的食物进行补养，就能更有效地发挥维持生命活动的作用。这样不仅可以保证人体健康，还可以提高人体新陈代谢能力，使人益寿延年。长期以来，我国人民积累了丰富的知识和宝贵的经验，逐渐形成了一套具有中华民族特色的饮食养生理论，在保障人民健康方面发挥了巨大作用，是中医养生学中的一个重要组成部分。所谓饮食养生，就是按照中医传统理论，调整饮食规律，注意饮食宜忌，合理地摄取食物，以达到增进健康、益寿延年目的的方法。

1. 饮食有节，利身益寿

饮食有节，是指饮食要有节制。这里所说的节制，包含两层意思，一是指进食的量，二是指进食的时间。所谓饮食有节，即指进食要定量、定时。"饮食有节"是上古之人的经验之一。两千多年前管子就曾指出："饮食节，则身利而寿命益；饮食不节，则形累而寿损。"对于老年人来说，节制饮食更是健康长寿的重要措施。因为当人进入老年期以后，随着年龄的增长，生理功能逐渐减退，机体的新陈代谢水平逐渐减弱，加之活动量减少，体内所需热能物质也逐渐减少。因此，每日三餐所摄入的热能食物也相应减少，这样才能更好地维持体内能量的代谢平衡。到了老年阶段，如果摄入能量食物过多，势必造成体内能量代谢障碍，造成身体发胖，并可影响心脏功能。这也是诱发高血压、冠心病、动脉粥样硬化等心血管疾病的主要原因。我国古代养生学家认为，谷气胜元气，其人肥而不寿；元气胜谷气，其人瘦而寿。养生之术，常使谷气少，则病不生矣。《素问》指出："饮食自倍，肠胃乃伤。"现代医学也认为，过食是老年人的大敌。因此，老年人的饮食应当少而精，富于营养又易于消化，多吃新鲜蔬菜、水果，限制高脂肪、高热能食物的摄入量。每餐的食量应适可而止。一般以七八分饱为宜。另外，关于宜定时摄入饮食的问题，早在

《尚书》一书中就有记载，其云："食哉惟时。"按照固定的时间，有规律地进食，可以保证消化、吸收功能有节奏地进行，脾胃则可协调配合，有张有弛，饮食物则可在体内有条不紊地被消化、吸收，并输布全身。如果不分时间，随意进食，零食不离口，就会使肠胃长时间工作，得不到休息，以致打乱胃肠消化的正常规律，使消化能力减弱、失调，从而使食欲逐渐减退，损害健康。现代医学也已证实，进食过饱后，人大脑中的成纤维细胞生长因子比进食前要猛增数万倍，而这种纤维芽细胞生长因子正是引起人体大脑早衰的一种主要物质。大脑一早衰，其他器官也会相应跟着衰老。因此，现在流行一种说法，即适当减少进食，使机体处于半饥饿状态，能使自主神经、内分泌及免疫系统受到冲击，从而促进机体的调节功能，使机体内环境更趋稳定，增加免疫力，保持神经系统功能平衡。美国德克萨斯大学教授阿鲁恩·鲁伊在一次学术会议上提出，如果人类采取"少吃"的饮食模式，便能使概率寿命增加20%～30%。营养学家麦卡在20世纪30年代就发现，在保证营养的前提下，限制热能摄入，使人长期处于微饥饿状态，其寿命要比终日饱食者的寿命长20%以上。科学家在研究中还发现，让老年人胃肠经常保持在微饥饿状态，对大脑、自主神经、内分泌和免疫系统的功能，都能产生良好的刺激作用，并使体内的循环得到调和与平衡，从而增强人体抵抗力，更有利延年益寿。

我国传统的进食方法是一日三餐，若能经常按时进食，养成好习惯，则消化功能健旺，于身体健康是大有好处的。

2. 进食有时，三餐有别

俗话说得好："早饭要好，午饭要饱，晚饭要少。"《寿亲养老新书》非常重视晚餐的食量，其中有"夜晚减一口，活到九十九"的论述。大量实验表明，注意一日三餐合理安排对养生长寿是大有益处的。一日之内，人体的阴阳气血运行随昼夜变化而盛衰各有不同。白昼阳气盛而阴气衰，夜晚阴气盛而阳气衰。白天阳盛，故新陈代谢旺盛，机体活动量也大，需要的营养供给也必然多一些，所以在饮食上，量可略大。夜晚阳衰而阴盛，多为静息入寝，活动量较少，故需要的营养也相对少一些，以少食为宜。早饭宜好：经过一夜睡眠，人体得到了充分休息，精神振奋，欲从事各种活动；但胃肠经一夜时间，业已空虚，此时若能及时进食，则体内营养可得到补充，方可精力充沛。所谓早饭宜好，即是指早餐的质量，营养价值宜高一些，精一些，便于人体吸收，提供充足的能量。尤宜稀、干搭配进食为佳，不仅摄取了营养，也感觉舒适。在食物选择方面，应选择体积小而富有热量的食物。午饭宜饱：中午饭是十分重要的，它具有承上启下的作用。上午的活动告一段落，下午仍需继续进行；白天能量消耗较大，应当及时得到补充，所以，午饭宜吃饱。所谓饱，是指要保证一定的量。这是人体进行活动的物质基础。当然，不宜过饱，过饱则胃肠负担过重，不仅影响脾胃功能，也影响人的正常活动，应选择富含优质蛋白质的食物。晚饭要少：晚上接近睡眠，活动量少，故不宜多食，如进食过饱，易使饮食停滞胃脘，会引起消化不良，影响睡眠，这就是人们常说的"胃不和则卧不安"的道理。所以晚饭进食要少一些，应吃低热量、易消化的食物。当然，不可食后即睡，晚饭后宜小有活动为佳。大量实验表明，每天早上一次摄入2000卡热量的食物，对体重影响不大，而晚上摄入同样的食物体重就明显增加，使人发胖。因此，一日三餐的合理安排非常重要，分配的比例应该是3∶4∶3。有人习惯于早餐吃得很少或不吃早餐，晚餐吃得很多，这对健康是有害的，特别是老年人更应养成晚餐食少、清淡的习惯。

3. 合理搭配，不可偏嗜

饮食的种类多种多样，所含营养成分各不相同，只有做到使各种食物合理搭配，才能使人体得到各种不同的营养，以满足生命活动的需要。因此，全面的饮食结构、充足的营养，是保证人体生长发育和健康长寿的保障。故此，要避免偏食和饮食的单调，否则会产生一系列不良后果。《素问·五常政大论》说："谷、肉、果、菜、食养尽之。"粮食、肉类、蔬菜、果品等，是饮食的主要组成内容，其中，以谷类为主食品，以肉类为副食品，用蔬菜来充实，以水果为辅助。这是科学又朴素的至理名言，人们必须谨记，一定要根据身体客观需要，兼而取之地进食。这样的饮食方式，会供给人体需求的大部分营养，有益于人体健康。如果偏嗜甜食，常可诱发糖尿病；如偏嗜肥肉等荤腥食物，则可使人发胖并可导致高脂血症和动脉硬化；如食物过于精细，缺乏膳食纤维，则易发生便秘、肥胖、胆石症等。有迹象表明，膳食纤维过低，大肠癌的发病率就会增高。所以要做到膳食的合理搭配，主要是粗、细粮混食，做到粗粮细做，干稀搭配；副食最好荤素搭配。在实际生活中，要根据合理调配这一原则，有针对性地安排饮食，这对身体是十分有益的。如：儿童和少年，应多食豆类、肉、蛋及蔬菜，以保证蛋白质、维生素和矿物质的供给。老年人应控制荤食，可适当增加乳食、鸡蛋，并注意多食蔬菜，这有利于防老益寿。

从人的一生来看，少年时处在生长时期，以阳长阴消为主；进食营养应以动物蛋白为主，也就是说要多吃肉，同时要注意饮食结构的阴阳平衡。中年时期，处在生长化收藏的"化"阶段；此时期人体的阴阳须要维持平衡，所以要保持动、植物蛋白阴阳平衡，从而有利于保持身体生长的稳定而延缓衰老。老年时，阳衰阴盛，应以益阳消阴为主；肉类食物常可生痰助热，故老年人摄入营养原则上应以植物蛋白为主，动物蛋白为辅。饮食补阳补阴的原则还应因人而异。从个体来看，如果体质属阳性，则应以补阴为主，体质偏阴的，就应以补阳为主。

食物有寒、热、温、凉四气和酸、苦、甘、辛、咸五味之异。而不同性味的食物对于人体会有不同影响，所以中医学认为饮食应根据个体的体质差异以及四时气候的不同特点有所选择，有所节忌，以达到阴阳平衡、身体健康之目的。

春季，自然界阳气升发，这时应该保护体内阳气，使之充沛，不断旺盛起来。所以春季饮食，首先要按《黄帝内经》提出的"春夏养阳"的原则，多晒太阳少食生冷食物；其次，春季是发散的季节，自然界已杨柳飘飘花枝招展，对于人体来说，郁闷了一冬天的体内阳气应在春天发泄出来。中医认为，肝是喜条达的，所以春季宜食适量的酸甜味食物，以滋阴养肝防止肝气过旺。春季阳气初生，宜食辛甘发散之品，而不宜食酸收之味，所以《素问·脏气法时论》云："肝苦急，急食甘以缓之……肝欲散，急食辛以散之，用辛补之，酸泄之。"酸味入肝，且具收敛之性，不利于阳气的生发和肝气的疏泄，且易于影响脾胃的运化功能，故为了适应春季阳气升发的特点，为扶助阳气，此时在饮食上可以酌情适当食用辛温升散的食品，如麦、枣、豉、花生、葱、香菜等，其他颜色青绿的新鲜果菜，也是春季应时的食物，可以适量食用，而生冷油腻之物，则应少食，以免伤害脾胃。

夏季，天气炎热且雨水较多，这种高温湿重的环境往往会影响脾胃功能，导致食欲下降或产生各种疾病，因此应适当选择些性质清凉以及苦味的食物如绿豆、苡仁米、苦瓜等以清泄暑热且燥其湿，如此便可以健脾而增进食欲，尽量少吃牛羊肉类的助阳或容易酿生湿热的食物。夏季出汗多，盐分损失亦多，若心肌缺盐，搏动就会失常。宜多食酸味以固表，多食咸味以补心，如《素问·脏气法时论》云："心苦缓，急食酸以收之……心欲软，急食咸以软之，用咸补之，甘泻之。"此外夏季炎热，容易过食寒凉，导致外热内寒，损伤脾胃，令人吐泻，西瓜、绿豆汤、乌梅小豆汤，为解渴消暑之佳品，但不宜冰镇。此外，应多食粥类，既可生津止渴，清热解暑，又可补养身体，如绿豆粥、蚕豆粥、荷叶粥、莲子粥、百合粥、冬瓜粥、银耳粥、黄芪粥等。还可自制一些生津解暑的饮料，主要原料多采用鲜竹叶、鲜荷叶、鲜薄荷、香薷、金银花、土茯苓、生甘草、野菊花、荷花、茉莉花等，选择一至数种，煎水或用开水冲泡，当茶饮用。也可于夏令之前，食用一些补肺健脾益气之品，并少吃油腻厚味，减轻脾胃负担。

秋季，万物由生长渐趋凋谢，是收获的季节。人的机体已由活跃、外向、支付阶段，转变过渡到沉静、内向、积蓄的阶段。由于夏季消耗多吸收少，秋季要重视补充营养，调整机能，为冬季的藏精做好充分准备。这个季节饮食也应该作相应的调整，即要贯彻《黄帝内经》提出的"秋冬养阴"的原则，要多吃些滋阴润燥的食物，少吃容易伤津耗液的食物，以防秋燥伤阴。秋季收敛，《素问·脏气法时论》云："肺欲收，急食酸以收之，用酸补之，辛泻之。"酸味收敛补肺，辛味发散泻肺，秋天宜收不宜散，所以要尽可能少食葱、姜、辣椒等辛味之品，适当多食一点酸味果蔬。另外，秋燥易伤津液，使人体皮肤肌肉失去柔润之性，出现一系列以干燥为主的症状，如口干、唇干、鼻干、咽干、舌干少津、小便短少黄赤、大便干结、皮肤干燥等。秋季润燥养阴的食物较多，通常富含油脂的种仁类食品，或者乳脂类食品，都具有润燥特性，所以古人主张入秋宜食生地粥，以滋阴润燥。总之，秋季可适当食用如芝麻、糯米、粳米、蜂蜜、枇杷、菠萝、乳品等柔润食物，以益胃生津，有益于健康。还可服用宣肺化痰、滋阴益气的中药，如人参、沙参、西洋参、百合、杏仁、川贝等，对缓解秋燥多有良效。

冬季，气候寒冷，万物收藏。中医认为，这时人体的活动应该有所收敛，将一定的能量储存于体内，为来年的"春生夏长"作准备。所以冬季饮食的基本原则以增加热量及各种营养物质为主。比如多吃一些滋阴潜阳、热量较高的食物，同时三餐要变换花样，全面摄取维生素、蛋白质等营养物质；同时尽量少吃过于寒凉，容易耗伤阳气的食物。冬季应多食色黑的食物，色黑的食物能入肾而补虚，如黑豆、黑芝麻、黑米等。味咸的食物能补肾敛精，也能引药入肾，如《灵枢·五味》云："谷味咸，先走肾。"同时还应与其他食味调配，如《素问·脏气法时论》云："肾欲坚，急食苦以坚之，用苦补之，咸泻之。"指出冬季应适量食咸，多吃苦味的食物以防止肾水过盛，相火妄动，达到水火互济。此外，冬季寒胜，基于《黄帝内经》中的重阳思想，宜多食用滋阴潜阳、热量较高的膳食以护阳，宜食谷类、羊肉、鳖、龟、木耳等食品。有条件时应摄取新鲜蔬菜，且应注意与补肾的食物搭配。冬季是进补强身的最佳时机，所以应适当注意辛甘温热食品的搭配。属于温热性的食物主要有狗肉、羊肉、牛肉、鸡肉，及干姜、辣椒、砂仁、草果、胡椒、核桃、怀山药、枸杞、红薯等。

没有一种天然食品能包含人体所需要的各种营养素，即使是牛奶、鸡蛋，也难免美中不足。牛奶含铁量很低，鸡蛋含人体必需的维生素较少。所以，光靠吃某一种食物，不能满足人体需要，甚至会引起营养缺乏症。只有样样都吃，样样又不多吃，方能发挥营养素的互补作用，满足机体对多种营养的需要。《黄帝内经》说："五谷为养，五果为助，五畜为益，五菜为充。"说明古人早就认识到粮谷、肉类、蔬菜、果品等几个方面，是饮食主要的组成内容，各种食物中所含的营养素不同，只有做到使各种食物合理搭配，才能使人体得到各种不同的营养素，满足各种生理功能的基本要求。人们必须根据身体需要，兼而取之。只有各种食物搭配合理，营养才能全面，有益于人体健康，偏食则会导致气血阴阳的平衡失调。不同性味的食物对人体具有不同的营养作用，若长期偏食，即可导致脏气偏盛偏衰，阴阳失调，从而危害健康。"多食咸，则脉凝泣而变色；多食苦，则皮槁而毛拔；多食辛，则筋急而爪枯；多食酸，则肉胝胎而唇揭；多食甘，则骨痛而发落。"这些都是告诉人们偏嗜食物对人体是有害的。《素问·生气通天论》也说："阴之五宫，伤在五味，是故味过于酸，肝气以津，脾气乃绝……是故谨和五味，骨正筋柔，气血以流，腠理以密，如是则骨气以精，谨道如法，长有天命。"所以，在饮食上应当遵循"谨和五味"的法则。食物与药物的性能也有协同和相反之区别。人们在服药时，要与自己所吃食物相协同，不要与所吃食物产生抵消效益或发生相反作用。例如，患者正在服热性汤药，而进食绿豆汤等凉性食物；正服寒凉汤药，而进食葱、大蒜、陈皮、胡椒等热性食物，就会抵消汤药的作用。不同性味的食物，若搭配得当，可发挥相互加强作用，起到良好的预防疾病和辅助治疗疾病的作用，如当归生姜羊肉汤中，羊肉和姜配合可加强温补之功，起到协同作用，可治疗虚寒性腹痛；又如赤小豆炖鲤鱼汤，可互相加强利水功效，以治疗水肿。小麦配甘草、大枣能养心安神，中和缓急。大枣合鸡内金可健胃消积；杏与蜜、粳米同煮，可润肺以治咳平喘。食物与药物的性味搭配不当，也可起反作用，如蜂蜜与葱配合，或柿子与蟹同食等，则会使人产生烦闷，颇不相适。

4. 食宜清淡，避免过咸

古代医学家和养生学家都强调，饮食宜清淡，不宜过咸。如《灵枢·五味》中说："咸走血，多食之令人渴。"《黄帝内经》中说："味过于咸，大骨气劳，短肌，心气抑。"《医论》中也说老人饮食应"去肥浓，节酸咸"。如饮食过咸，摄入盐量过多，可产生高血压病，进而影响心肾功能。据报道，每日食盐量超过15克以上者，高血压的发病率约为10%。正常人一般每天摄入盐要控制在6克以下。如患有高血压、冠心病或动脉硬化者，必须控制在5克以下。但在盛夏季节，人体因大量出汗，可使体内盐分丢失过多，应注意及时补充。

5. 注意饮食卫生，养成良好习惯

（1）食当细嚼，不可狼吞虎咽

细嚼是消化的第一步，咀嚼越细，越有利于消化吸收，因为口腔中的唾液淀粉酶与食物搅拌得越充分，越有利于食物在胃肠道的消化吸收。《养病庸言》云："不论粥饭点心，皆宜嚼得极细咽下。"其好处有三：食物中的营养精华易被人体吸收；稳定情绪，避免急食暴食；保护肠胃，有利于胃、胰、胆等消化液的分泌。

暴饮暴食既伤肠胃，亦不利于食物的消化吸收，还容易发生吞、噎、呛、咳等意外，故自古以来，均不主张如此进食。

（2）食勿分心

不要一边吃饭，一边想其他的事情，或看书、看电视，既影响食欲，也影响消化液的分泌，久之可引起胃病。故进食时，应该将头脑中的各种琐事尽量抛开，把注意力转移到饮食上来，更可以有意识地调整主食、蔬菜、肉蛋等花样的搭配比例混杂进食。这样，既可增进食欲，品尝食物的味道，又有助于消化吸收，对胃肠消化功能也有促进作用。所以，两千多年前孔子就提倡"食不言，寝不语"。

（3）大渴不大饮

若一次饮水过多，水分迅速进入血液，会增加心脏和肾脏的负担。若饭前大量喝水，还会冲淡胃液，影响食物的消化，所以，即便在很渴的时候，饮水也要适可而止。

（4）大怒不食

吃饭时要有愉快的情绪，才能促进胃液分泌，有助于食物的消化。如果盛怒之下勉强进食，会引起胃部的胀满甚至疼痛，还常常会出现一边进食一边呃逆。孙思邈曾说的"人之当食，须去烦恼"正是此意。古人还有"食后不可便怒，怒后不可便食"之说。说明人的情绪好坏直接影响饮食的吸收消化。愉快的情绪和兴奋的心情都可使

食欲大增，胃肠功能增强，这就是古代医家所说的"肝疏泄畅达则脾胃健旺"。反之，情绪不好，恼怒嗔恚，则影响食欲，不利于食物的消化吸收。这也是古代医家所论述的"七情抑郁，情志不舒，则气血紊乱，伤及脾胃，则食不得化"的道理所在。所以在进食前后均宜注意保持乐观情绪，力戒忧愁恼怒，不使其危害健康。要使情绪舒畅乐观，要做到以下几点：

①进食的环境要宁静、整洁，这对稳定人的情绪是很重要的。喧闹、嘈杂及脏乱不堪的环境，往往影响人的情绪和食欲，对消化和健康不利。

②进食过程中，不谈令人不愉快的事情，不争吵、不辩论、不急躁。要想令人高兴、愉快的事，营造一种轻松、愉快的气氛。

③进食中，听些轻快的乐曲，有助于消化吸收。

《寿世保元》中说："脾好音声，闻声即动而磨食。"故在吃饭时，有轻柔松快的乐曲声相伴，有利于增进食欲。

（5）饭后不要躺卧和剧烈运动

中医学指出：食毕当行步踌躇……饮食即卧乃生百病。食饱不得速步，登高涉险，恐气满而激，致伤脏腑。俗话说："饭后百步走，能活九十九。"说的就是饭后散步有助于促进消化、对身体有利的道理。古人亦有"饱食勿硬卧""食饱不得急行"的说法。说的是饭后要活动，但又不宜活动过量；食后便卧会使饮食停滞，食后急行又会使血流于四肢，影响消化吸收功能；只有食后缓缓活动，才有利于胃肠蠕动，促进食物消化吸收。

（6）餐后要漱口刷牙

食后刷牙漱口对保持口腔清洁和牙齿健康有益。孙思邈在《备急千金要方》中云："食毕当漱口污，令牙齿不败，口香。"的确，饭后口腔、齿隙间粘附着的食物残渣，在口腔内的细菌、生物酶的作用下，会产生尿素及亚硝酸盐等物质，久而久之会危害身体健康。所以，古人还有"君欲口齿健，饭后茶水漱"之说。不管说法如何，强调的都是饭后要使口腔清洁，可见，食后漱口早已成为我国传统养生保健的内容之一，故此，要养成饭后漱口的良好卫生习惯。

6. 饮食中的五色食疗

这是指药食的颜色与五脏相对应，如：

青入肝、赤入心、黄入脾、白入肺、黑入肾。

青色是肝色，所以青色食品多补肝。如青笋、青菜、青豆等。

赤色是心色，所以红色的食品养心入血，还有活血化瘀作用。如山楂（红果）、西红柿、红苹果、红桃子、心里美萝卜、红辣椒等。

黄色是脾色，所以黄色的食品多补脾。如山药、土豆、黄小米、黄玉米等。

白色是肺色，所以白色的食品有补肺作用。如白果、白梨、白桃、白杏仁、百合等。

黑色是肾色，所以黑色的食品有益肾抗衰老作用。如黑桑椹、黑芝麻、黑米、黑豆、何首乌、熟地黄等。

人体对五味的需求存在着生物钟现象，如一昼夜之间，一年之中和一生之中，对五味的需要，都会随着阴阳的盛衰亏盈而发生周期性的改变。如日中、盛夏及青壮年时期，阳盛灼阴，人体自然地喜食酸凉以敛阴生津；入夜、隆冬及暮年阶段，阴盛阳虚又喜食甘温甜食以助阳抑阴，这也是老年人喜欢甜食的原因之一。

7. 饮食宜顺四时

自然界四时气候的变化，对人体有很大影响，故自古以来，我国传统的养生法中即有"四时调摄"之说，其中，饮食也是一个方面。随四时变化而调节饮食，对保证人体健康也会起一定作用。元代《饮膳正要》一书中说："春气温，宜食麦以凉之；夏气热，宜食菽以寒之；秋气燥，宜食麻以润其燥；冬气寒，宜食黍以热性制其寒。"由此可见因四时不同，饮食调摄亦有侧重之大要。春季，万物萌生，阳气升发，人体之阳气亦随之而升发，此时为扶助阳气，在饮食上也须注意，例如：葱、荽、麦、豉、枣、花生等，即很适宜。夏季，万物生长茂盛，阳气盛而阴气弱，此时，宜少食辛甘燥烈食品，以免过分伤阴，宜多食甘酸清润之品，例如绿豆、青菜、乌梅、西瓜等较为适宜，以清热、祛暑，酸甘化阴。但热天不宜过分贪凉饮冷，过食生冷，则脾胃受伤，故进食时应有热食。多吃大蒜，一则防止寒伤肠胃，二则避免腐烂不洁之物入口，三则预防胃肠道疾病。秋季，是果实成熟的季节，天气转凉，气候多燥，在饮食上，要注意少用辛燥食品，如辣椒、生葱等皆要注意。宜食用芝麻、糯米、粳米、蜂蜜、枇杷、甘蔗、菠萝、乳品等柔润食物。老年人可采取晨起食粥法，以益胃生津。冬季，是万物潜藏的季节，气候寒冷，故宜保阴潜阳，宜食谷、羊、鳖、龟、木耳等食品，注意进食热性饮食，以助人体之阳气。对于体虚年老之人来说，冬季是饮食进补的最好时机。

按照中国人的习惯，立春标志着春季的开始，是一年二十四个节气中的第一个节气，大多在每年阳历的2月4日前后气温逐渐升高，冰冻开始融解，天下万物（包括人体在内）经过冬三月的蛰藏之后，阳气开始上升，万物开始萌发，使人感到一种万象更新的气息。春气之应，养生之道，应助长这种"萌生"的势头。此时人体内的"肝气"也随之升发，因肝气喜条达，故不宜抑郁而宜疏泄。雨水过后是惊蛰，此后可闻春雷，冬眠的动物开始苏醒、出土，这又是"生"的气息催发的结果。春分时昼夜等长，古人称此为"阴阳各半"。到清明时分，雨量逐渐增多，湿度增加，百草萌芽，春耕大规模地开始了。此时人体内的肝气正旺，凡冬天保养不当者，春天易得温病。一般宿疾如高血压病、哮喘、皮肤病及过敏性疾病等容易在此时复发，也见胃、十二指肠溃疡病的患者有因饮食不当而导致胃出血的。故在饮食上应忌发物，诸如虾、竹笋、雄鸡、海鲜等。

根据上述原理，在整个春季里肝气会偏旺，而肝气旺容易克伐脾土而引起脾胃病。此时要注意疏肝健脾和胃，可酌情煮服适量的疏理肝气的陈皮、平息肝风的杭菊、柔肝和脾的谷芽等，以调理肝脾使之和谐。在春季，大自然为人类提供了不少野菜，如马兰头、苜蓿、蓬蒿菜等都有良好的清肝明目的作用。正因为此时脾胃容易受损，因此应注意少进难以消化的食物，尤其是老年人更应注意，此时饮酒不宜过量，冷馔、黏冷肥腻之物均应严格控制，以免影响肝脾的正常功能。

夏季，天气炎热，饮食与健康的关系极为密切。饮食得当，就能顺利地度过夏天，如稍不注意，就有可能感染疾病，有损健康。对于老年人来说，夏季的饮食保健就更为重要了。

首先，要注意饮食卫生。夏季气温高，剩饭剩菜容易被细菌污染，最好不吃，如果下顿勉强能吃，也要进行高温处理；生吃瓜果要做到洗净削皮；做凉拌菜时，菜一定要洗净，最好在开水中焯一下；用来切熟食的刀、板要和切生肉、生菜的分开；凉拌时，应放点蒜泥和醋，这不仅能增加食欲，有助于消化，并有杀菌解毒作用，能预防肠道传染病的发生。做冷饮时，要用凉开水，不要用生水；夏季，老年人最好不吃小摊上的食品，以免发生腹泻或食物中毒。

夏季气温高，人体神经经常处于紧张状态，某些分泌腺的功能也受影响，因而常出现消化力减弱、食欲不振现象，故应适当多吃些清淡而易消化的食物，如豆制品、蛋类、乳类、鸡、鱼、新鲜蔬菜、瓜果等，少吃油腻食物。夏季人体水分和盐丢失较多，应多喝水，并适量饮些淡盐水，在早晚吃点稀饭，就些适量的咸菜，是我国自古以来的饮食习惯，它既能补充盐分又能增加胃口，至今仍应提倡。

如能在夏天经常喝绿豆汤、赤豆汤，既能防暑清热，又能解毒开胃；而经常饮用保健茶，则有解暑热及爽身提神功效。常见的保健茶有：盐茶：用食盐1克，茶叶5克，加开水500毫升，冲泡，凉后饮用，有祛热解暑、补液止渴作用；菊花茶：白菊花5克，用500毫升开水冲泡，凉后饮用，可清热解毒。此外，用冬瓜500克，切块，煮汤3碗，少加些盐调味，1日服3次；用鲜藕250克，白糖适量，共煮水服，每日1剂；藿佩饮：取藿香叶、佩兰叶各5克，加入沸水浸泡，待水温适中便可续水饮用，有醒脾化湿利口之功；陈皮灯心饮：取陈皮10克，灯心草3克，加入沸水浸泡，待水温适中便可续水饮用，有醒脾开胃通利小便之功。上述验方如根据个体情况经常选择饮用，对年迈体弱或多病的老人，可起到预防中暑、开胃强身的作用。

按照中国人的传统，立秋标志着秋季的开始，一般在每年8月7日左右。此后，气温开始逐渐下降，空气中的湿度也逐渐下降。秋燥当令，人们往往会有口干舌燥、皮肤干燥、大便干结等一派干燥现象。早秋多温燥，晚秋多凉燥。大自然为人们准备的润燥之品是大量的水果。首先推荐的是梨与甘蔗，其他如荸荠、柚、枇杷等也为良好的润燥之物。肺喜润恶燥，这些水果都是润肺的良品。

除以润燥为食养的主要原则之外，减辛增酸以养肝气亦为其大法。秋属金，味属辛，此时肺气旺，过食辛味会使肺气更旺而劫肝气。故秋季当令的时新鲜水果实为首选之食养佳品。但应注意，不要误以为上述水果可以润燥而人人皆宜，长夏湿重的人进入秋季之后顿感精神倍爽，凡脾虚湿重而泄者食之更泄，咳者食之会痰更多，故不要忘记辨体质选饮食的养生原则，对于此类人士，应选生苡仁、苦杏仁、白扁豆之类常吃。

《黄帝内经》中有"秋冬养阴"之说，这是因为人体经春夏发萌长足之后，将进入收藏之时，此时对阴精一类物质的需要量增加，如果阴精充足，则能为入冬后的潜藏提供良好的物质基础，这就是《黄帝内经》所说的"秋令之应,养收之道"。

冬季天寒地冻,人们在日常饮食中要遵循三个原则,即通过调整饮食结构使其起到御寒和防燥的作用。

一要注意多补充热源性食物,增加热能的供给,以提高机体对低温的耐受力,这样的食物包括碳水化合物、脂肪、蛋白质,尤其应考虑补充富含优质蛋白质的食物,如瘦肉、鸡鸭肉、鸡蛋、鱼、牛奶、豆制品等。

二要多补充含蛋氨酸和无机盐的食物,以提高机体御寒能力。因此,在冬季应多摄取含蛋氨酸较多的食物,如芝麻、葵花籽、酵母、乳制品、叶类蔬菜等。另外医学研究表明,人怕冷与饮食中无机盐缺少很有关系。所以冬季应多摄取含无机盐较多的根茎类蔬菜,如胡萝卜、百合、山芋、藕及青菜、大白菜等。钙在人体内含量的多少可直接影响人体心肌、血管及肌肉的伸缩性和兴奋性,补充钙也可提高机体御寒性。含钙较高的食物种类很多,如:牛奶、豆制品、虾皮、海带、发菜、芝麻酱等。

三要多吃富含维生素B_2、维生素A、维生素C的食物,以防口角炎、唇炎、舌炎等疾病的发生。寒冷气候使人体氧化功能加强,机体维生素代谢也发生了明显变化,容易出现诸如皮肤干燥、皲裂和口角炎、唇炎等症。所以在饮食中要及时补充维生素B_2,它主要存在于动物肝脏、鸡蛋、牛奶、豆类等食物中;富含维生素A的食物则包括动物肝脏、红辣椒、胡萝卜、南瓜、红薯等;维生素C则主要存在于新鲜蔬菜和水果中。

根据中医学"五行学说"和"天人相应"观点,在冬天就吃而言,最能发挥保健功效的莫过于"黑色食品"。如黑米、黑豆、黑芝麻、黑木耳、黑枣、黑菇、黑桑椹、乌骨鸡、乌贼鱼、甲鱼、海带、紫菜等都属于黑色食品。黑色食品之所以适宜在冬天食用,是由天、地、人之间的关系所决定的；在与人体五脏配属中，内合于肾，在与自然界五色配属中，则归于黑，肾与冬相应，黑色入肾。中医学认为，肾主藏精，肾中精气为生命之源，是人体各种功能活动的物质基础，人体生长、发育、衰老以及免疫力、抗病力的强弱与肾中精气盛衰密切相关。"肾者主蛰，封藏之本。"因此，冬天补肾最合时宜。

黑色独入肾经，食用黑色食品，能够益肾强肾，增强人体免疫功能，延缓衰老，在冬天进食则更具特色，黑色食品走进冬天最能显出"英雄本色"，可谓是冬天进补的佳肴和良药。与羊肉、狗肉一类温肾壮阳食品不同的是，黑米、黑豆、黑芝麻等黑色食品不仅营养丰富，而且大多性味平和，补而不腻，温而不燥，对肾气渐衰、体弱多病的老人尤其有益。冬天不妨多吃"黑"，让黑色食品进入你的餐桌，将会有意想不到的收获。

科学研究发现，冬天的寒冷影响着人体的内分泌系统，能使人体的甲状腺素、肾上腺素等分泌增加，从而促进和加速蛋白质、脂肪、碳水化合物三大类热源营养素的分解，以增强机体的御寒能力，这样就造成人体热量散失过多。因此，冬天补充营养应以增加热能为主，可适当多摄入富含碳水化合物和脂肪的食物。

在冬季调整饮食进行御寒的同时，还应同时应进行耐寒力的锻炼，从而增强对寒冷的适应能力。如忽略了人体本身的生理耐寒力，而一味依赖食物御寒，过多地食用高热能高脂肪的食物及酒类等，可造成和加重心血管病。由于整个一个冬天人体摄入了大量的高热量食物，若不注意，有可能多长出赘肉，会给原来就体胖或心血管功能不佳者带来许多不利影响。因此，冬天应坚持适当的体育活动，如打太极拳、散步、打球等，这样可促进新陈代谢，加快全身血液循环，加强胃肠道对营养的消化吸收与转运，真正达到食而受益的目的。

8. 每日饮食，均衡很重要

（1）食物多样，谷类为主

多种食物应包括以下五大类：第一类为谷类及薯类，谷类包括米、面、杂粮等，薯类包括马铃薯、甘薯、木薯等。它们主要提供碳水化物、蛋白质、膳食纤维及B族维生素；第二类为动物性食物，包括肉、禽、鱼、奶、蛋等，主要提供蛋白质、脂肪、矿物质、维生素A和B族维生素；第三类为豆类及其制品，包括大豆及其他干豆类，主要提供蛋白质、脂肪、膳食纤维、矿物质和B族维生素；第四类为蔬菜水果类，包括鲜豆、根茎、叶菜、茄果等，主要提供膳食纤维、矿物质、维生素C和胡萝卜素；第五类为纯热能食物：包括动植物油、淀粉、食用糖和酒类，主要提供能量。植物油还可提供维生素E和必需脂肪酸。

谷类食物是中国传统膳食的主体。随着经济发展，生活改善，人们倾向于食用更多的动物性食物。这种"西方化"或"富裕型"的膳食提供的能量和脂肪过高，而膳食纤维过低，对一些慢性病的预防不利。提出谷类为主是为了提醒人们保持我国膳食的良好传统，防止发达国家膳食的弊端。人体需要碳水化合物提供能量，碳水化合物的最佳来源是全麦，比如燕麦片、粗面面包，以及玄米（也就是糙米）。它们含有麸糠和胚芽，以及富含能量的淀粉。人体消化全麦的时间要比消化白面包这类直接的碳水化合物长，这会使人体的血糖和胰岛素保持在一个合理的水平，并很快会下降。很好地控制血糖和胰岛素水平，能够减少人体的饥饿感，阻止2型糖尿病的发生。健康的不饱和脂肪来自橄榄、大豆、玉米、向日葵、花生和其他植物油，以及富含脂肪的鱼类，比如三文鱼等。这些健康的脂肪不仅能改善人体胆固醇水平，而且还能有效防止潜在的心脏猝死和心肌梗死等。

（2）多吃蔬菜、水果和薯类

蔬菜与水果含有丰富的维生素、矿物质和膳食纤维蔬菜的种类繁多，包括植物的叶、茎、花薹、茄果、鲜豆、食用菌及藻类等。红、黄、绿等深色的蔬菜中维生素含量超过浅色蔬菜和一般水果，它们是胡萝卜素、维生素B_2、维生素C和叶酸、矿物质（钙、磷、钾、镁、铁）、膳食纤维和天然抗氧化物的主要或重要来源。有些水果中维生素及一些微量元素的含量不如新鲜蔬菜，但水果含有的葡萄糖、果酸、柠檬酸、苹果酸、果胶等物质又比蔬菜丰富。红黄色水果如鲜枣、柑橘、柿子和杏等是维生素C和胡萝卜素的丰富来源。红黄色蔬菜，如胡萝卜、红薯、南瓜等，均能增强儿童及成人的免疫力。薯类含有丰富的淀粉、膳食纤维，以及多种维生素和矿物质。丰富蔬菜、水果和薯类的膳食，对保持心血管健康、增强抗病能力、减少及预防某些癌症等方面，起着十分重要的作用。多吃蔬菜和水果可以有效防止心脏病和心绞痛的发生，预防各种癌症，降血压，减轻如憩室炎等肠道疾病，防治白内障和青光眼，对65岁以上的老人来说，这两种眼疾是造成老年失明的主要病因。

（3）常吃奶类、豆类或其制品

奶类除含丰富的优质蛋白质和维生素外，含钙量较高，且利用率也很高，是天然钙质的极好来源。给儿童、青少年补钙可以提高其骨密度，从而延缓其发生骨质丢失的速度。豆类含大量的优质蛋白质、不饱和脂肪酸、钙及维生素B_1、维生素B_2、烟酸等。

（4）经常吃适量鱼、禽、蛋、瘦肉，不吃肥肉及荤油

鱼、禽、蛋、瘦肉等动物性食物是优质蛋白质、脂溶性维生素和矿物质的良好来源。动物性蛋白质的氨基酸组成更适合人体需要，且赖氨酸含量较高，有利于补充植物蛋白质中赖氨酸的不足。肉类中铁的利用较好，鱼类特别是海产鱼所含不饱和脂肪酸有降低血脂和防止血栓形成的作用。动物肝脏含维生素A极为丰富，还富含维生素B_{12}、叶酸等。但有些脏器如脑、肾等所含胆固醇量相当高，对预防心血管

系统疾病不利。肥肉和荤油为高能量和高脂肪食物，摄入过多往往会引起肥胖，并是某些慢性病的危险因素。为防治骨质疏松，需要摄入钙、维生素D等。奶制品是人们获得钙的传统来源，除了牛奶和奶酪这类含有饱和脂肪的食品外，还有其他的健康方式获取钙。如果你喜欢奶制品，可坚持选择脱脂或者低脂产品。如果你不喜欢奶制品，代用钙食品是保证每日人体钙需求量的保证。

红肉和奶油应小心使用，这些食物被放在健康饮食金字塔的上层，因为它们含有丰富的饱和脂肪酸。如果你每天都吃红肉，如牛羊肉等，每周尝试几次鱼或鸡肉可以改善你的胆固醇水平。同样的，你也可以从奶油换到橄榄油。

多种维生素及矿物补充物是人体的营养后备。我们每天吃的食物有时不能提供人体日常所需的所有营养元素，这时多种维生素可以填补营养缺口。坚果和带壳豆是植物蛋白、植物纤维、维生素和矿物质的最佳来源。带壳豆包括黑豆、蚕豆、毛豆等干货。很多坚果含有丰富的健康脂肪，比如，杏仁、核桃、小胡桃、花生、榛子、松子等可以直接标明该食物有益于心脏。

（5）食量与体力活动要平衡，保持适宜体重

进食量与体力活动是保持体重的两个主要因素。食物提供人体能量，体力活动消耗能量。如果进食量过大而活动量不足，多余的能量就会在体内以脂肪的形式积存即增加体重，久之就会发胖；相反若食量不足，劳动或运动量过大，可由于能量不足引起消瘦，造成劳动能力下降。所以人们需要保持食量与能量消耗之间的平衡。脑力劳动者和活动量较少的人应加强锻炼，开展适宜的运动，如快走、慢跑、游泳等。而消瘦的儿童则应增加食量和油脂的摄入，以维持正常生长发育和适宜体重。体重过高或过低都是不健康的表现，可造成抵抗力下降，易患某些疾病，如老年人的慢性病或儿童的传染病等。经常运动

会增强心血管和呼吸系统的功能，保持良好的生理状态、提高工作效率、调节食欲、强壮骨骼、预防骨质疏松。

（6）吃清淡少盐的膳食

吃清淡膳食有利于健康，即不要太油腻，不要太咸，不要摄入过多的动物性食物和油炸、烟熏食物。钠的摄入与高血压发病呈正相关，因而食盐不宜过多。世界卫生组织建议每人每日食盐用量不超过6克为宜。膳食钠的来源除食盐外还包括酱油、咸菜、味精等高钠食品及含钠的加工食品等。

（7）饮酒应限量

高度酒能量高，且不含其他营养素。无节制地饮酒，会使食欲下降，食物摄入减少，以致发生多种营养素缺乏，严重时还会导致酒精性肝硬化。过量饮酒会增加患高血压、中风等疾病的危险，应严禁酗酒，若饮酒可少量饮用低度酒。每天少许喝点儿酒，可以降低心脏病的危险。适量是很重要的，酒精是双刃剑，危害与益处同在。对于男人来说，平衡点是每天喝1到2杯，50～100毫升。对女人来说，每天1杯足够了。

9. 饮食营养固然重要，因人而异不应忽视

在长期的进化中，为适应环境，我国民间形成了南甜北咸东辣西酸的饮食习惯，是根据所处地域逐渐形成的，是身体的需要，环境的需要。故南北各方不同之人为适应环境，在进化过程中消化酶和人体的内环境都发生了改变。

我国情况如此，其他国家也因地域、种族、民族习惯的不同而在饮食习惯上存在很大差异，如美洲人和我国的地理位置不一样，种族不同，饮食习惯相差悬殊，他们喜欢吃牛排、奶油等食品，他们的身材很魁梧，在进化过程中有了相关的基因并具备了相应的消化酶，如果中国人常年吃这类食品，就会有很多人发生消化不良。美洲人患脑血管病的

病变部位和黄种人也不完全一样，所以饮食习惯就应注意到地域性。保养身体讲究营养是对的，但种族的区别和民族的饮食习惯更应关注。

两类中年人需要补充营养：第一类是生活方式不良者，如常期吸烟饮酒者，由于他们体内的维生素被严重破坏或吸收不良，因此必须多补充一些维生素含量高的食品，如猕猴桃、鲜红枣、土豆、草莓、黑面包等。如经常食用可乐、咖啡、汉堡包、比萨饼、炸薯条等高磷食品者，可致体内钙磷比例失调，形成磷多钙少现象，他们特别需要补钙，应多食用像牛奶、豆浆、鱼头一类高钙食品。有些人非常喜欢食用荤菜，表面看营养十分丰富，但这些酸性食品的大量摄入，可与体内钾、钙离子等碱性物质发生中和反应，造成机体钾、钙离子缺乏。另外，肉、动物内脏、蛋黄中的铁为三价铁，饮食时若维生素C含量不丰富，或没有含苹果酸、柠檬酸等有机酸的素菜类食物的配合，三价铁就无法转化成二价铁，铁元素难以吸收和利用，机体就可能出现缺铁性贫血。所以这类人就必须多补充一些维生素、微量元素较为丰富的食品。第二类是慢性病患者，由于他们长期服用各种药物，可能会造成体内营养物质的流失。如长期使用抗生素、抗惊厥、抗癫痫、磺胺类、降脂类药物时，会增加叶酸的流失；阿司匹林能使体内维生素C的排出量增加3倍；抗感冒、止痛剂类药物，可导致血液中维生素A的含量降低；利尿剂和泻药，会造成体内钙、钾和维生素的大量流失；抗酸剂、碱性药物，能让体内铁质的排出加速；抗生素使用时间过长，还会造成维生素K的缺乏。所以在使用药物的同时，一定要注意这些被流失营养成分的补充，否则就很容易引起机体的营养不良或某些物质缺乏。

如上所述，各种食物、药物的吸收是需要相应的消化酶和内环境的，没有合适的消化酶和内环境，吃的多好也不会很好吸收，而从肠道排出。我国不少老年人因惧怕缺钙和骨质疏松，而长年累月地吃含钙高的食品，大量事实说明，这个庞大的群体并没有因为他们长年累月地吃含钙高的食品就避免了缺钙和骨质疏松，美国的最新报道证实了这种吃什么不一定能补上什么的观点。

　　吃东西讲究营养固然重要，还要看身体基础状况。食物的属性与体质相对应，就会发挥营养作用。例如：产妇要喝小米粥，是因为产妇体虚，小米粥能温补；上火了要喝大米粥，是因为上火的人身体有热，大米粥能滋阴养胃；杏子好吃又有营养，有人吃了就流鼻血，是因为杏子属热，火热型体质的人吃了就会流鼻血；梨虽好吃有营养，有人吃了就腹泻，因为梨子属阴，体质虚寒的人吃了就会腹泻，等等。故想用吃什么来补养身体，一定要看这种食物的属性是否和自己的身体素质相对应。

🥀 中医养生与运动

　　运动养生，又叫中医健身术，是指运用传统的体育运动方式进行锻炼。注重运动锻炼是我国古代养生保健学的一个鲜明的特色。早在远古时代，人们以舞蹈的形式舒展筋骨，祛除病邪。如湖南长沙马王堆汉墓出土的导引图就是现今发现的最早记录。据《吕氏春秋·古乐》记载："昔陶唐之始，阴多滞伏而湛积，水道壅塞，不行其原，民气郁阏而滞着，筋骨瑟缩不达，故作为舞以宣导之。"《素问·移精变气论》描述，上古时代人们"动作以避寒"，使"邪不能深入"，《素问·四气调神大论》介绍了"广步于庭"等运动养生法，《素问·上古天真论》认为这种锻炼方法具有"形劳而不倦，气从以顺"的作用。《庄子·刻意》说："吹呴呼吸，吐故纳新，熊经鸟申，为寿而已矣。此道引之士、养形之人、彭祖寿考者之所好也。"晋代李颐注："导气令和，引体令柔。"意思是通过调整呼吸可使脏腑经络之气和顺，通过肢体运动可使人体动作柔和协调。汉代张仲景也描述了导引在"四肢才觉重滞"时，"勿令九窍闭塞"的重要作用。湖南长沙马王堆汉墓出土的《导引图》，绘有导引姿式40余种；湖北江陵张家山汉墓出土的竹简《引书》，用文字记述了多种病证的导引方法；隋代巢元方《诸病源候论》转录有导引法260余条；汉代华佗所倡导的"五禽戏"是我国古代最有代表性的健身运动，隋代杨上善称其"近愈痿躄万病，远取长生久视也"（《黄帝内经太素》）；宋代出现的"八段锦"健身操影响也较大，后世所行八段锦、十二段锦、十六段锦都由此衍化而来；明清时期颇为突出的是武术运动得到了很大的丰富和发展。武术是在导引的基础上，出于技击的需要而逐渐形成的，包括徒手拳术和器械操练，具有紧密连贯的套路，有单人练和双人对练、集体同练等多种形式，其矫健优美的姿态、龙腾虎跃的动作，极有利于全身关节肌肉的锻炼，再加上武术特有的防身技击作用，历来为人们所重视，故流传甚广。

运动的发生与发展，与中华文明的产生和发展是相依共存的。古代伦理学家所研究的要点，大致为：第一，孔子儒学的核心及研究的目的是要求人的行为与修养相互协调；第二，法家思想的核心及研究目的是要求个人与社会关系相互协调；第三，道家思想的核心及研究的目的是要求人与自然相互协调。三家学说的共同点都集中体现在研究并强调整体、平衡、协调。但是我们从系统论的角度看，以上每种学说侧重的方面却不相同：儒学着眼于将人作为一个系统；法学将社会作为一个大系统，人作为其中一个子系统；道学又把系统扩大到自然。现代人研究社会的着眼点在于人类的物质文明与精神文明；这是集儒家、法家和道家学说于一体，因此将上述学说归结叫作"三三合一"理论；即人类协调、自然协调、整体协调，这也是中华天元养生疗法的核心观点。

运动养生理论强调的是上述三个系统的兼顾与协调。我们从儒家、法家、道家各家学说的核心中，都能看到养生理论的模式，但并不是运动养生的本身，但这些学说为运动养生的发展提供了极可贵的营养。从另一个角度说，这些学说也是人体生命最宝贵的实践，是从运动中提炼出的各自需要的哲学精髓。但运动养生学的内涵远非各家学说的简单总和所能概括。我们所要达到的最终目的，是恢复人的先天元气(元神)，达到自我控制、平衡、整体、协调，继而充分发挥人体生命潜力。

运动养生是以肢体活动为主要形式进行自我锻炼来保健强身。这种主动的肢体运动操练方法古代称之为"导引"，常与意念、呼吸、自我按摩等方法相结合，用以锻炼身体，增强体质，调摄精神，舒畅情志，防治疾病。这一中华传统养生健身方法，有助于人体的气血流通，脏腑经络功能的增强，形体的锻炼，不仅可以促进气血的流畅，使人体筋骨劲强，肌肉发达结实，脏腑功能健旺，增强体质，还能以动济静，调节人的精神活动，促进人的身心健康。因而，运动养生是养生活动的一个重要内容。对于形体的锻炼，一般要求运动量要适度，做到"形劳而不倦"。并且要求循序渐进，持之以恒，方能收到动形而养生的功效。

运动养生的形式方法多种多样，晋代葛洪在《抱朴子·别旨》中说："或伸屈，或俯仰，或行卧，或倚立，或踯躅，或徐步，或吟，或息，皆导引也。"可分为操术、拳术、械术、游戏等几大类。

操术是单一动作的成套组合，如五禽戏、八段锦、十二段锦、十六段锦、小劳术、易筋经、少林内功、壮腰八段功、体功、祛病延年二十势、练功十八法等。

拳术是动作连贯而紧密的徒手技法操练，如舒缓柔和、轻灵圆活的太极拳；姿式舒展、动作快速的长拳；步稳势猛、刚强有力的南拳；朴实无华、刚健有力的少林拳；动作简练、发力较刚的形意拳；身灵步活、势势连绵的八卦掌；动作紧凑、节奏鲜明的查拳；放长出远、发力顺达的通背拳等。

械术主要借助于特制器械来进行。如勇猛快速、刚强有力的刀术；轻快敏捷、灵活多变的剑术；缠绕圆转、轻灵稳健的枪术；勇猛快速、全身协调的棍术等。

（一）传统练功术

1. 五禽戏

五禽戏，其名最初见于《后汉书·方伎传》。华佗五禽戏的具体动作早已失传，后世所传"五禽戏"，实为后人所编，现有流派各有不同的风格和特点。概括起来，有的以模仿"五禽"动作为主；有的着重锻炼"内气"；有的着重练"内"；有的着重练"外"；有的着重练"动"；有的着重练"静"；有的着重练"刚劲"；有的着重练"柔劲"等。在锻炼的目的上，有的以治病养生为主，有的以壮力强身为主。五禽戏是一种"外动内静""动中求静"的功法，练习时应做到外动内静，动中求静；有刚有柔，刚柔并济；练内练外，内外兼备；有动有静，动静相兼。练五禽戏时，可以单练一禽之戏，也可以选练一两个动作。单练一两个动作时应增加锻炼的次数。

华佗认为："人体欲得劳动，但不当使极耳。动摇则谷气得消，血脉流通，病不得生，譬犹户枢，终不朽也。"意思是说，人们需要经常参加各种活动，但应避免过于劳累。经常活动就能加快食物的消化，使血液畅通无阻，从而不生病，就好像门的枢轴，经常使其转动，就不会僵涩失灵。他还认为，一动则一身强，运动可以畅其积郁，舒其筋骨，活其血脉，化其乖暴，缓其急躁。他受熊经、鸟伸、凫浴、虫跃、鸱视、虎顾等锻炼动作的启发，结合自己实践，创造出"五禽戏"。有医学专家认为，猿功固纳肾气，能使头脑灵活，强化记忆；鹿功增强胃气，能固脑益肾，增强体力；虎功扩张肺气，能强筋壮骨，使精力旺盛；熊功舒郁用气，促进消化，有利睡眠；鹤功调和呼吸，疏通经络，增强心脑及全身功能。可见五禽戏能使五脏得到锻炼。所以有不少坚持练功的慢性病患者，如高血压、冠心病、肺气肿、哮喘症等，都有不同程度的好转。

2. 太极拳

"太极"一词于儒家经典中亦常见之，却让人有它与道家道教相关的直觉。的确如此，深入下去自会发现，太极拳是运用我国传统道家哲理、阴阳学说和五行八卦演变之法，结合人体内外运行规律，形成一种刚柔相济、动静相间的健身防卫的优秀拳种，与道教养生有着不可分割的联系。依愚浅见，虽则惯常的道教养生修炼多分内外丹或曰性命双修两大类，太极拳似不能专属其中任一类，而兼具了二者之长。因此，研究道教养生很有必要仔细探究太极拳，或进而探究太极文化对道教养生所起的作用。

太极拳属中华武术的范畴。也可以说是中国医学的组成部分之一。通过练习太极拳可以达到祛病、养生、延年益寿的目的。太极拳是在传统养生法"导引术"和"叶纳术"的基础上发展起来的独特健身运动，主张"以意导气，以气运身"，又具有气功内行功调心的锻炼方法。从而形成了要意识、呼吸和动作密切结合，"练意、练气、练身"内外统一的内功拳运动，"始而意动，继而内动，再之外动"。并形成了刚柔相济、快慢有节、蓄发互变、以内劲为统驭的独特拳法。

人是一个有机的整体，由经络贯通上下，沟通内外，内属于脏腑，外络于肢节。太极拳独特的练习方式可使人全身心地放松，从而和谐脏腑、调节阴阳、调和气血，从而有利于经络的疏通。其次，太极拳全身性轻慢松柔的适当运动，会使周身暖意融融，可加大经络传导速度和强度，有助于经络畅通透达，使气血充盈灌注全身，滋养各脏腑组织器官，维持和保护机体功能，提高抗御病邪和自我修复能力。再者，太极拳运动中，腰部的旋转、四肢的屈伸所构成的缠绕运动会对全身三百多个穴位产生不同的牵拉、拧挤和压摩作用，这实际上是一种自我按摩，能起到类似针刺的作用，能活跃经络、激发经气、疏通经络和调整虚实，加强各组织器官的生理功能。

3.八段锦

八段锦属于古代导引法的一种，是形体活动与呼吸运动相结合的健身法，八段锦的练习方法包括意念、呼吸、姿势三大内容，讲究"调心""调息""调身"三者一致，有机结合，相互穿插。八段锦意念是一种通过思维导引，用健康的意念活动替代繁杂思想，调节心理平衡的练习。它能起到调整心态和精神的效果。

八段锦对人体的养生康复作用，从其歌诀中即可看出。例如"两手托天理三焦"，即说明双手托天的动作对调理三焦功能是有益的。两手托天，全身伸展，又伴随深呼吸，一则有助于三焦气机运化，二则对内脏亦有按摩、调节作用，能起到通经脉、调气血、养脏腑的效果。同时，对腰背、骨骼也有良好作用。其他诸如"调理脾胃单举手""摇头摆尾去心火"等，均是通过宣畅气血、展舒筋骸而达到养生的目的。八段锦的每一段都有锻炼的重点，而综合起来，则是对五官、头颈、躯干、四肢、腰、腹等全身各部位进行锻炼，对相应的内脏以及气血、经络起到了保健、调理作用，是机体全面调养的健身功法。

4.易筋经

"易"，指移动、活动；"筋"，泛指肌肉、筋骨；"经"，指常道、规范。顾名思义，"易筋经"就是活动肌肉、筋骨，使全身经络、气血通畅，从而增进健康、祛病延年的一种传统健身法。在古本十二式易筋经中，所设动作都是仿效古代的各种劳动姿势而演化成的。例如：春谷、载运、进仓、收囤和珍惜谷物等动作，均以劳动的各种动作为基础形态。活动以形体屈伸、俯仰、扭转为特点，以达到

"伸筋拔骨"的锻炼效果。

易筋经同样是一种意念、呼吸、动作紧密结合的功法，尤其重视意念的锻炼，活动中要求排除杂念，通过意识的专注，力求达到"动随意行，意随气行"，以用意念调节肌肉、筋骨的紧张力（即指形体不动，而肌肉紧张的"暗使劲"）。其独特的"伸筋拔骨"运动形式，可使肌肉、筋骨在柔、缓、轻、慢的活动中得到主动的抻、拉、收、伸效果；长期练功，会使肌肉、韧带富有弹性，收缩和舒张能力增强，从而使其营养得到改善。同时，使全身经络、气血通畅，五脏六腑调和，精力充沛，生命力旺盛。当然，必须长期锻炼才能收到内则五脏敷华、外则肌肤润泽、容颜光彩、耳目聪明、老当益壮的功效。

（二）运动养生种类

运动养生，运动是形式，养生是目的。形式灵活多样，且可以自创，只要能够达到健身的目的即可。养生运动的种类很多，现根据其主要功能简介如下：

1. 散步——抗高血压的运动

散步为动态的一般性运动，人在行走时通过肌肉的反复收缩，促使血管收缩与扩张，促进血液循环，从而降低血压。要使散步产生保健效果，必须注意运动的量，运动量太少达不到锻炼目的，太多又容易疲劳。一般情况下，以每天万步走为宜，步行的速度要依年龄和自身健康状况而定。慢速为每分钟60～70步；中速为每分钟80～90步；快速为每分钟110～120步。要注意持之以恒。

2. 跑步——抗衰老的运动

较长时间有节奏的跑步运动，机体能够吸进大量的氧气，对新陈代谢会起到促进作用。同时，它又是一种运动量适度，紧张与放松相互交替的运动，能够调节人的情绪，缓解交感神经的过度兴奋与紧张，提高迷走神经的兴奋性，对加速血液循环的运行，消除血管特别是脑血管的隐患，有较强的作用。坚持跑步可使心率缓慢而有力，对心脏功能的增强有很好的作用。难怪国外有人将跑步称为"最完善的抗衰老运动"。

3. 弹跳——健脑运动

弹跳是一种全身性活动，能够加强血液循环，使血液更好地流向大脑，从而供给大脑更多的氧气。同时，弹跳能够促进脑中多种神经递质的活力，使大脑思维反应更为活跃、敏捷。跳绳时的自跳自数能刺激大脑的积极思维，通过信息的来回往返，促使大脑思维加快，判断更准确。年龄较大的人经常做弹跳运动，可以明显减轻智力衰退，从而减少患痴呆症的风险。

4. 游泳——减肥运动

如果想减肥并使体重不再反弹，坚持游泳对消除多余脂肪十分有效。一般来说，凡是有氧运动皆有减肥效果，但以手脚并用的运动为优，较单用上肢或下肢的运动消耗脂肪多。游泳时身体消耗的能量大，有利于消除身上出现的赘肉。

5. 打乒乓球——防近视运动

造成近视的重要原因是眼睛疲劳。打乒乓球时，睫状肌随乒乓球的来往穿梭不停地放松和收缩，可促进眼球组织的血液供应和代谢，从而使眼睛的疲劳消除或减轻，有效改善视力，起到预防近视的作用。

6. 体操——健美运动

持之以恒地进行健美操和体操运动，加强平衡性和协调性锻炼，会有明显的健美效果。

运动养生贵在坚持，运动健身强调适量的锻炼，要循序渐进，不可急于求成，操之过急则欲速而不达。增强体质，防治疾病，并非一日之功，要想收效，必须有一个过程。尤其是取得初步效果时，更要加以坚持，这样才能使效果得到巩固和提高。

　　运动养生重在适度。要量力而行，循序渐进。不同的运动锻炼方法各有所长，也各有特点，可根据自身情况(如年龄、体质、职业等)、实际需要、兴趣爱好，以及不同的时间、地点、场合而选择适宜的项目。在运动量适当的情况下，所选项目不一定局限于某一种，可综合应用或交替穿插进行。运动量和技术难度应逐渐加大，并注意适可而止，切不可勉强或操之过急；锻炼应在医生或教练的指导下进行，除作脉搏、呼吸、血压的监测外，也可参照"酸加、痛减、麻停"的原则予以调节。

　　如运动后仅觉肌肉酸楚，抬举活动时稍有胀重感，可继续维持原运动量或按照原计划略加大；如局部稍有疼痛，应减轻运动量或更换运动项目；如出现麻木感，应立即停止运动，并查明原因再作决定。运动量太小则达不到锻炼目的，起不到健身作用；太大则超过了机体耐受的限度，反而会使身体因过劳而受损。孙思邈在《备急千金要方》中指出："养性之道，常欲小劳，但莫大疲及强所不能堪耳。"西方一家保险公司调查了五千名已故运动员的生前健康状况后发现，其中有些人40～50岁就患了心脏病，许多人的寿命竟比普通人还短。这是因为剧烈运动会破坏人体内外运动平衡，加速某些器官的磨损和生理功能的失调，结果缩短生命进程，出现早衰和早夭。

❀ 中医养生与睡眠起居

　　现代人的生活习惯和生活方式带来了严重的睡眠问题，主要表现为睡眠不足。睡眠问题扰乱了人体阴阳变化和人体气血的运行，日积月累造成了严重的不良后果。

　　中医学认为，阴阳是维持人体生命的物质基础，也是人体养生保健需要调和的重要内容。睡能还精，睡能养气，睡能健脾益胃，睡能坚骨强筋。历代医家和养生家对睡眠养生都非常重视，并有很多相应的论述，以下仅从睡眠规律及方法方面论述科学摄生保健的理论与方法。

（一）睡眠的规则

人生活在自然界中，与之息息相关。因此，人们的起卧休息只有与自然界阴阳消长的变化规律相适应，才能有益于健康。例如，平旦之时阳气从阴始生，到日中之时，则阳气最盛，黄昏时分则阳气渐虚而阴气渐长，深夜之时则阴气最为隆盛。人们应在白昼阳气隆盛之时从事日常活动，到夜晚阳气衰微的时候就要安卧休息，也就是古人所说的"日出而作，日入而息"，这样可以起到保持阴阳运动平衡协调的作用。晚21点到凌晨5点为有效睡眠时间。人是动物，和植物同属于生物，白天（凌晨5点到晚上21点）活动产生能量，晚上（21点到凌晨5点）开始进行细胞分裂。把能量转化为新生的细胞，是人体细胞休养生息、推陈出新的时间，也是人随着地球旋转到背向太阳的一面。中医学认为白昼属阳，夜间属阴；阳主动，亦主寤；阴主静，亦主寐。故夜间是人睡眠的良辰，此时休息，才会有良好的身体和精神状态。睡觉是养生的良方，经过这一过程，大量的健康细胞取代了退化的细胞，如一夜不睡就会影响细胞的新陈代谢。如果白天消亡一百万个细胞，一晚上只补回来五十万个细胞，这时你的身体就会出现亏空，时间长了，人就糠了，像糠萝卜似的。

植物吸收阳光的能量，夜里生长，所以夜晚时在农村的庄稼地里可听到植物拔节的声音。人类和植物同属于生物，细胞分裂的时间段大致相同，错过夜里睡觉的良辰，细胞的新生远赶不上消亡，人就会过早地衰老或患病，人要顺其自然，就应跟着太阳走，即天醒我醒，天睡我睡。人在太阳面前小如微尘，"与太阳对着干"是愚蠢的选择，迟早会被太阳巨大的引力摧垮，这是宇宙的客观真理。

在现实生活中，不少人有入睡难、睡眠质量不高的毛病。睡眠不好是一个综合性的问题，如肝火过盛，睡觉警觉；胃火过剩，睡觉不安；肝阴不足，睡觉劳累。

（二）睡眠与疾病

人体脏腑是否充盛除与健康密切相关外，还与睡眠关系密切。肝脏有一特点：卧则回血、藏血，坐立或活动时血流向肝外的组织器官。

子时（23点到1点），其实23点就是新的一天的开始，并不是0点开始的，我们对此常有误识。肝与胆相表里，互为一家，23点胆经开了，如若不睡，大伤胆气，由于十一脏腑皆取决于胆，胆气一虚，全身脏腑功能就会下降，代谢力、免疫力纷纷下降，人体机能也大大降低。胆气支持中枢神经，胆气受伤易患各种精神疾病，比如抑郁症、精神分裂症、强迫症、躁动症等。子时胆要更换胆汁，胆经渐旺时，人如不卧则胆汁更替不利，过浓而结晶成石，久之即得胆结石。如果把胆给摘了，人就胆怯了，全身的免疫力会下降50%以上，所以要尽量不摘，争取用自身的巨大潜能把它化掉。

丑时肝经最旺，丑时（1点到3点）不眠，肝无法解除掉有毒之物而产生新鲜血液，因藏血不利，面呈青色，久之易患各类肝病。现在有些人肝不太好，特别在欧洲平均4个人就有一个大三阳或是小三阳，这与违反自然规律过了子时不睡觉很有关系。甲肝比较好治，乙肝就很难治。乙肝病毒携带者，病毒已经到了细胞里了，但是它还没有造成肝炎，当人身体处于最虚弱的时候就容易形成肝炎。乙型肝炎就意味着将来有40%～60%的肝硬化可能。聪明的人应该解天、地、人之间的关系，违背自然规律就可能会被淘汰。

肝主疏泄，超过子时不睡，可引起肝疏泄不利，肝气郁结，可见易怒，头痛头晕，眼红，眼痛，耳鸣，耳聋，胸肋胀痛，女性月经不调，便秘。也可引起肝气升发不足，人会目倦神疲，腰膝酸软，晕眩，失眠，惊悸，精神恍惚，重则会晕倒在大街上，不省人事。

肝有藏血、调节血液的功能，超过子时不睡，会造成肝血不足，还会引起吐血、流鼻血、皮下出血、牙龈出血、眼底出血、耳出血等出血症状。

肝开窍于目，过子时不睡，易引起肝虚，出现视力模糊、老花、夜盲、畏光、迎风流泪等症状，还会形成青光眼、白内障、眼底动脉硬化、视网膜病变等眼疾。

肝主筋，其华在爪，过了子时不睡觉，会引起肝血不足，出现筋痛，麻木，屈伸困难，痉挛抽搐，易造成灰指甲、缺钙、髌骨软化、癫痫病、骨质疏松等症。

肝与心关系密切，肝有储藏和调节血液的功能，心主一身之血脉，过了子时不睡觉，可引起肝血不足并间接导致心脏供血不足，引起心慌、心颤等症状，严重的可致心脏病、高血压病等心脑血管疾病。

肝与脾同属消化器官，由于肝助脾胃消化，若过了子时不睡觉可致肝气太虚而不能助脾胃消化，从而引起肝胃不和，使人脾胃消化功能不好，表现为两胁胀满，呃逆不饥，舌苔厚，排便不畅。

肝与肺同属阴脏，过了子时不睡觉则肝阴亏损，无法滋阴潜阳，引起肝火过盛灼肺，出现干咳或咳嗽、咳痰血等木火刑金的症状，还易导致牛皮癣等各种皮肤病。

肝与肾同属下焦，过了子时不睡觉，肝虚导致肾亏，由于肝肾同源，容易造成不育、骨病、牙病、脱发、糖尿病、肾衰竭等疾病。

以上仅简述了肝脏与睡眠的关系，其实并非仅仅如此，五脏六腑皆与睡眠有关，对此不仅要有充分的认识，还应尽量自体力行，以保障身体健康。

（三）睡眠的方法

每天23点至凌晨3点为子丑时，是胆肝经最活跃的时候，肝胆需要回血。根据"人躺下去回血，站起来供血"的理论，如果每晚22点左右躺下，静心不要说话，到23点的时候，也就睡着了。这时肝胆开始回血，把有毒的血过滤掉，产生新鲜的血液，可能到一百岁也没有胆结石，也没有肝炎、囊肿一类的病。如果天天熬夜到1点多，肝回不了血，有毒的血排不掉，新鲜的血生不成，胆又无法换胆汁，所有这些都是容易得胆结石、囊肿、大三阳、小三阳各种病症的根源。

睡觉时要关窗，最好不开电风扇，更不能直吹空调，人生病多与此有关。因为人在睡眠之中，气血流通缓慢，体温下降，人体会在表面形成一种阳气层，这种阳气层可使"鬼魅不侵"，什么意思呢？是说阳气足的人，阴阳和谐气血调畅，就不易做恶梦，就是因为阳气占了上风所以才"鬼魅不侵"。

若在夜间睡眠时开窗户，开电风扇，开空调，情况就不一样了。窗户吹进的是风，风易伤筋；如果开空调，有风也有寒，风入筋，寒入骨。早上起来常会发现脸发黄，身上发黄，脖子后面那条筋发硬，骨节酸痛，甚至有人就开始发烧。这就是风和寒侵入到了筋和骨头里的缘故，也就是阳气受伤了。如果晚上睡觉不开窗，不开空调，不开风扇，连房门也关上，对人最好。如果热，把客厅窗户打开，把卧室窗户关上，虽然效果差了一点，但不至于第二天早上起来浑身乏力，后背僵硬。

睡眠时把客厅的空调打开，把卧室的门也打开，这和直接吹空调睡觉是差不多的，因为空调产生的寒气或多或少已进了骨子里，所以心里会感到发冷。脑为髓之海，骨髓里有寒，肯定心里就寒了。怎么办？补肾阳、补中气、散风寒、通经络，补到什么时候心里不冷、烧退了，就意味着寒气从人体内被驱走了。

睡觉要尽量早，睡得晚，伤了少阳之气，第二天会疲倦无力。故夜间睡眠时要关上窗户，不开空调、电扇，以保护人体阳气。

如果胃出现问题，人就会睡不好觉，所谓"胃不和则卧不安"是也。造成胃不和的原因一个是胃寒，一个是胃热，再一个是食物滞留引起的腹胀。

如果这个人胃阳本来就不足，过多的摄入凉性饮食，如绿茶，就会出现胃寒，胃寒的时候人是睡不好觉的。胃热就是胃中的浊热之气往上走，嘴里感到都是热气，这种情况也睡不好觉。另外胃阴不足引起的胃燥，也会使人感到口干舌燥，难以入睡。再就是胃胀，由于饮食过量导致胃脘满闷，腹部鼓胀胀的，翻来覆去也睡不着。这些都是睡不好觉的原因。

若平时感觉到四肢不暖，很可能是肾阳不足了，这也会影响睡眠。应该在睡觉时把肚脐、背后的命门都要盖好，手脚暖和了就意味着阳气充足了。

1. 长期睡眠不足对身体的伤害

晚上9点到凌晨3点是养肝护胆的最佳时间。人如果长时间过子时(23点到1点)不睡，就会伤胆伤肝。初期表现为眼圈黑、眼睛干涩、疲倦、眼球内凹、头晕、头痛、精神疲倦以及注意力不集中等，严重的还会出现脏腑失衡和各种病症。

（1）眼部疾病

肝开窍于目，过子时不睡易引起肝虚，出现视力模糊、老花、迎风流泪等症状，还会形成青光眼、白内障、眼底动脉硬化、视网膜病变等眼疾。所以眼睛有问题，一般就是肝有问题。

（2）出血症状

肝有藏血、调节血液的功能，过子时不睡，会造成肝血不足，还会引起吐血、流鼻血、皮下出血、牙龈出血、眼底出血、耳出血等出血症状。

（3）肝胆方面疾病

子时胆要更替胆汁，胆经旺时人若不睡，胆汁更替不利，就会过浓而结晶成石，久之即得胆结石。现在广州大约平均5个人就有一个乙肝病毒携带者，这很可能是因为违反自然规律过了子时不睡觉造成的。乙肝病毒携带意味着将来其中40%～60%的人会有肝硬化，严重的则形成肝癌。

（4）情志方面疾病

过子时不睡易耗伤胆气，《黄帝内经》讲"气以壮胆"，胆气一虚人就容易惊悸不安、多疑、胆怯，久之则形成抑郁症、焦虑症等情志方面疾病，甚至厌世、自杀。现在青少年患抑郁症甚至自杀者越来越多，大都是因经常熬夜伤了肝胆气。所以抑郁症、焦虑症等不能单单寻找心理因素，心理异常往往来自于生理失衡。

（5）心血管系统疾病

过子时不睡觉，可引起肝血不足。由于心主一身之血脉，肝的储藏和调节血液的功能受损，会造成心脏供血不足，从而引起心脏病、高血压病等心脑血管疾病。

（6）肺脏方面

过子时不睡觉，无法滋阴潜阳，肝阴亏损，引起肝火过盛而灼肺，出现干咳或咳嗽、咳痰血等木火刑金的症状，还易导致牛皮癣等各种皮肤病。感冒有时候不是简单的风寒或者风热，有时吃药打针甚至输液很多天都好不了的感冒，只要补足了肝气、降了肝火就能很快痊愈。肺主皮毛，很多皮肤病也不是涂抹药膏就能治好的，那只是治标并不治本，治本还是要解决肝的问题。

（7）肾脏方面

亥、子、丑时(21点到3点)为一天的冬季。春生夏长秋收冬藏，冬季应肾，肾主藏精，肝肾同源，过子时不睡觉易耗伤肝气、肾气，从而容易引起骨质疏松、糖尿病、肾衰竭、不孕不育等疾病，严重的还会影响下一代。

2. 保证良好的睡眠

引起失眠的原因多种多样，但其根本原因在于身体的失衡。为了保证良好的睡眠，睡前需要做到"五不"：

（1）不过饱

中医讲"胃不和则卧不安"，因为晚上人要休息，脾胃也需要休息，晚餐吃得过饱会加重脾胃得负担，扰动脾胃的阳气，从而影响睡眠。因此，晚餐宜吃七八分饱，并且尽量清淡，以顾护脾胃清阳之气。

（2）不过动

睡前不宜剧烈运动而扰动阳气，包括睡前看电视、说话聊天等扰动心阳的活动。而且电视、音响等电器本身的辐射会干扰人体的自律神经。因此，睡前半小时不宜做剧烈运动、看电视、聊天等。

（3）不过思

脾主思，多思伤脾，且多思易扰动心神。思、动为阳，静、眠为阴。因此，睡前宜静养心神，做到"先睡心后睡眼"，助阳入阴以利于睡眠。

（4）不过点

晚上十一点后胆经开阳气动，人容易有精神而睡不着，且极易耗散肝胆之气，引动外邪侵入体内。因此晚上最好在九点、最晚不要超过十点半睡觉。

（5）不受风

风为百病之始，无孔不入。晚上睡觉开窗、开空调等会吹散卫护体表的阳气，吹散以后阳气再生，再生以后又被风吹散，这样一夜过去就会把人的阳气掏干，第二天反而更加疲惫。因此睡前应关门窗和空调，以保护体表的阳气。

3.养成准时睡觉和起床的好习惯

人在寅时(3点到5点)肺经旺的时候起床，能够使肺气得以舒展，以顺应阳气的生长，这样有助于养肺和顺应太阳的天势升起人体的阳气，使人一天阳气充足。5点到7点是人体大肠经最旺的时候，人体需要把代谢的浊物排出体外。7点到9点人体胃经最旺的时候，所以一定要吃早饭啊。9点到11点脾经最旺，这时人的消化吸收运化能力最好。所以，千万不要赖床。

4.顺应四时规律作息

《素问·四气调神大论》中着重讲了顺应四时的养生方法，人的生命活动与自然界有密切关系，古人讲究天人合一。人应该顺应自然界四时的变化规律，从而养生调神。书中记载："春三月，为发陈；夏三月，为蕃秀；秋三月，为容平；冬三月，为闭藏。"

（1）"春三月，为发陈"

春天万物复苏，天地富有生气，万物欣欣向荣，一切生机盎然。此时，人类应顺应自然，也要保持生机盎然的状态，平时应保持舒缓而积极的生活习惯，尽量去伸展自己的身体，穿宽松的衣服，多去大自然中散步，作息上古人讲究"夜卧早起"，即入夜睡眠，天亮起身，此季节讲晚睡早起，每天最少需睡6～7个小时。俗语讲"春捂秋冻"，春季阳气始长，早起晨练时不可过早脱厚衣，以防寒气伤人。

（2）"夏三月，为蕃秀"

夏季万物生长繁茂，正值天地之气相交之时。白昼的时间延长，夜晚的时间缩短，作息上要"夜卧早起"，即晚睡早起，与昼夜长短相持衡。夏季黑夜时间短，睡眠时间相对短，中午适当的午休是有必要的。从《周易》的人体周天循环来讲，适当的午休利于人体元气的恢复，使人精气充沛，提高下午工作效率。

（3）"秋三月，为容平"

秋季是万物成熟的季节，平定收敛。此时，天高风急气躁，地气清肃。此季节阳气渐减，阴气始生，作息上应"早卧早起"。即入夜即眠，鸡鸣起身，以减缓秋季肃杀之气对人体的影响，保持神志的安宁。

（4）"冬三月，为闭藏"

冬季是生机潜伏、万物蛰藏的时令。此时，水寒成冰，大地开裂，白昼逐渐缩短，黑夜逐渐延长，此时人应该早卧晚起，待到阳光照耀时起床才好，不要轻易地扰动阳气，要躲避寒冷，求取温暖。此季节，老年人切忌过早晨练。首先冬季寒冷，"寒为阴邪，易伤阳气"，寒主凝滞、主收引。人身气血津液的运行，赖阳气的温煦推动才能畅通无阻。寒邪侵入人体，经脉气血失于阳气温煦，易使气血凝结阻滞而致病。老年人自身阳气偏弱，晨练过早，寒邪侵袭，易激发高血压、心肌梗死。因受凉而引发感冒、咳嗽、哮喘的情况也不在少数。再者说，冬季日出时间晚，绿化区中二氧化碳浓度尚高，过早晨练，其实是处在一个低氧环境中，这也是诱发疾病发生的危险因素之一。综合各方面，冬季晨练，不宜过早，可在早上7点之后，到环境空旷、阳光充足的地方锻炼。

上述为古人顺应自然而摸索出来的作息规律，总结起来为春夏季要晚睡早起，秋季要早睡早起，冬季要早睡晚起，随着黑夜的长短来调节睡眠时间。夏天白天长、夜晚短、睡眠时间短，适当的午睡是有必要的。

（四）医学对睡眠的阐释

人们的一生有三分之一的时间是在睡眠中度过的，如果睡眠过少或过多都会对人体产生不良后果。睡眠过多有可能造成睡眠过多综合征；而许多人或因为工作，或因为学习，或因为玩耍娱乐，整天整夜不睡觉，这样又会造成睡眠不足综合征。长期下去，就一定会给人体造成直接的损害，从而影响健康和寿命。既然如此，就让我们面对睡眠，走近睡眠，了解睡眠，把睡眠问题研究透彻，这样会对人们的健康养生和长寿幸福产生重要的作用。

1. 中医解释睡眠

中医学认为：人的寤寐变化与人体营卫气血的运行正常与否密切相关。卫气，一般认为与人体的卫外功能有关，现代医学认为与免疫功能有关。深入研究卫气的运行规律，发现其与睡眠—觉醒节律有密切关系。《灵枢·卫气行》曰："阳主昼，阴主夜。故卫气之行，一日一夜五十周于身，昼日行于阳二十五周，夜行于阴二十五周，周于五脏。是故平旦阴尽，阳气出于目，目张则气上行于头，循项下足太阳……是故人之所以卧起之时有早晏者，奇分不尽故也。"这里的"目张"是指觉醒，"卧起"是指睡觉和起床，即人的睡眠—觉醒节律。《灵枢·营卫生会》也有类似记载："卫气行于阴二十五度，行于阳二十五度，分为昼夜。故气至阳而起，至阴而止。"这里的"起"是指觉醒，"止"是指睡眠。《灵枢·大惑论》则更进一步指出了睡眠—觉醒异常与卫气的关系，曰："病而不得卧者，何气使然？岐伯曰："卫气不得入于阴，常留于阳。留于阳则阳气满，阳气满则阳跷盛，不得入于阴则阴气虚，故目不瞑矣。"说明人的失眠是卫气不能入于阴造成的。其次，认为睡眠是阴阳交替和互根互生的结果，如《灵枢·口问》里说："阳气尽而阴气盛则目瞑，阴气尽而阳气盛则寤矣。"意思是，人们经过一天紧张的工作和学习后，阳气由盛转衰，阳入于阴，黑夜到来，阳衰阴盛，人们需要休息，从而进入睡眠阶段。待到黎明时，阴气尽，阳气开始旺盛，睁眼可见，于是觉醒。这就说明了人体阴阳之气也随昼夜而消长变化，于是就有了寤和寐的交替，寤属阳，为阳气所主；寐属阴，为阴气所主。可以说，自从有了人类，就有了人类活动的律，它像有规律的潮水涨落一样，呈现周期性变化。

2. 西医解释睡眠

西医学对睡眠的研究已很深入，认可为睡眠有两种类型，从脑电图观察：一种叫慢波睡眠，又叫正相睡眠；一种叫异相睡眠。

（1）正相睡眠

第一期：人在清醒平静状态时，脑电图上出现的曲线是频率为8～13次／秒的快周波，称之为α波，一旦进入初睡阶段，脑电波的曲线频率便明显减慢为4～7次／秒（称为θ波），这时人会感到昏昏欲睡，处于朦胧状态，这个阶段称为慢波睡眠的第一期。

第二期：如果慢波比率越来越多，人就慢慢睡着了，称为慢波睡眠的第二期，又称浅睡眠。此时，从脑电图上可以看到，在θ波的背景上，出现两种特殊的脑电波形：一种叫δ波，另一种叫"k复合体"波。这种θ慢波群中出现δ波和"k复合体"波的曲线，是浅睡期的标志。此时倘若稍有响动，便会惊醒。

第三期和第四期：再接下去，如果脑电波的慢波背景上出现振幅较大而频率很低（0.5～3次／秒）的δ波，则标志着人已进入深睡期。为了评定睡眠质量，又把深睡期分为深睡和沉睡两个期。前者θ波中的δ波占20%～50%，称为慢波睡眠的第三期；后者的δ波超过50%，即多于θ波，称为慢波睡眠的第四期。

（2）异相睡眠

在此期内，呼吸和心率不像慢波正相睡眠时那样减慢，而是加快；眼球不是慢转而是快转；正相睡眠时可以记录到的颈部肌电此时消失；血压不是下降，而是上升；脑血流量不是减少而是倍增；脸部及四肢肌肉也有些抽动等。由于此期以眼球转动快速为其明显特征，所以又称此期为"快速动眼期"。此时若把睡者叫醒，大都诉说正在做梦，而且梦境离奇古怪。

上述两处睡眠是互相穿插进行的，一个正相睡眠的完整周期，共80～120分钟，一个异相睡眠的完整周期则较短，一般只有10～30分钟。这两种睡眠周期在一夜之间，各穿插进行4～5次。其时间的长短和次数的多少会因人而异，即使同一个人，也随其疲劳程度、健康情况或情绪的好坏而变化。通常儿童（特别是婴儿）正相睡眠期长，其中慢波第三、四两期占的时间特别长，睡眠质量就高。随着年龄的增长，第三、四期时间会逐渐缩短，及至老年，慢波第四期常常缺乏。不仅睡眠较浅，而且中间会多次醒来。一些健康状况不佳、神经衰弱的人，正相睡眠周期明显缩短而异相睡眠周期明显加长，所以常常通宵恶梦不断，醒后觉精神恍惚且有疲劳感。

还须说明的是，人的睡眠—觉醒节律是后天养成的。新生儿没有24小时睡眠一次的节律，而是交替重复周期长约40分钟的睡眠和活动。婴儿也无成人那样的睡眠节律，从其为了得到母乳哇哇而啼的活动来看，其周期为3～4小时。由于生活方式的调节，昼夜变化的影响，人的逐渐成长，就形成了成年人的24小时睡眠一次的节律，所以说，人的睡眠—觉醒节律是可以从经验中学习而获得的。这一点对于预防和治疗因工作生活变化而形成的失眠非常重要。

（五）睡眠的宜忌

1. 睡觉方向宜南北

据研究认为，睡觉时头朝南或朝北，久而久之，有益于健康。并表现为睡得好，精力充沛，食欲增加。患神经衰弱、高血压等慢性病者，自觉症状有所改善。

睡觉时头朝南或朝北有益健康的道理在于：地球的南极和北极之间有一个大而弱的磁场，如果人体长期顺着地磁的南北方向，可使人体器官细胞有序化，可调整和增进器官功能。

2. 睡觉时注意手臂摆放姿势

有的人睡觉时喜欢手臂上抬或把手臂放在枕头下，这些睡觉时的不良手臂姿势，对人体健康危害不小。

一是影响肌肉放松。睡觉时手臂上抬，肩部和上臂的肌肉不能及时得到放松和恢复，时间久了会引起肩臂酸痛。

二是易造成反流性食道炎。若是老年人，食道平滑肌的张力降低，防止食道反流的生理"屏障"功能削弱，当腹内压升高时，睡卧在床上手臂上抬，极易助长食物及胃液反流，因此老年人反流性食道炎尤为多见。若是孕晚期，由于子宫膨大，腹内压升高，加之内分泌变化，食道平滑肌张力也会减弱，手臂上抬睡觉也易引发反流性食道炎。

三是导致手指麻木。手臂上抬睡觉有碍于上肢血液循环，尤其是把手臂放在枕头下的"枕下埋藕"姿势，很容易造成手指麻木甚至神经反射导致腹痛。

（六）睡觉前应做六件事

1. 刷牙洗脸擦身

睡前刷牙比早晨更重要，不仅可清除口腔积物，且有利于保护牙齿，对安稳入睡也有帮助；电视看完后，洗洗脸，擦擦身，以保护皮肤清洁，使睡眠舒适、轻松。

2. 梳头

古医家探明头部穴位较多，通过梳理，可起到按摩、刺激的作用，能平肝、息风、开窍守神、止痛明目等。早晚用双手指梳到头皮发红、发热，可疏通头部血流，提高大脑思维和记忆能力，增加发根营养，减少脱发，消除大脑疲劳，早入梦乡。

3. 散步

平心静气地散步10～20分钟，会促使血液循环到达体表，使入睡后的皮肤能得到"活生生"的保养。躺下后不看书报，不考虑问题，使大脑的活动减少，易较快进入睡眠。

4. 喝杯加蜜牛奶

古代民间流传这样一句话："朝朝盐汤暮暮蜜。"就是说应该早喝淡盐开水，晚饮蜜糖水。据国外医学专家研究，牛奶中含有促进睡眠的L—色氨酸，睡前1小时喝杯加蜜的牛奶可助睡眠。蜂蜜则有助于整夜保持血糖平衡，从而避免早醒，尤其对经常失眠的老年人更佳。

5. 开窗通气

保持卧室内空气新鲜，风大或天冷时，可开一会儿，睡前再关好，有助于睡得香甜，但注意睡时不要用被蒙头。

6. 洗（搓）脚

民谚曰："睡前烫烫脚，胜服安眠药。""睡前洗脚，胜服补药。""养树护根，养人护脚。"国外医学家把脚称为"人体第二心脏""心之泵"，十分重视脚的保健作用。中医学认为，脚上的60多个穴位与五脏六腑有着十分密切的联系。若能养成每天睡觉前用温水（40℃～50℃）洗脚、按摩脚心和脚趾，可起到促进气血运行、舒筋活络、阴阳恢复平衡状态的作用。对老年人来说，更具有祛病健身的功效。

关于早睡早起身体好的观点争论

俗话说"早睡早起身体好"，确实如此吗？我们引用《黄帝内经》原文来解释。《素问·四气调神大论》中着重讲顺应四时的养生方法，人的生命活动与自然界有密切关系，古人讲究天人合一。人应该顺应自然界四时的变化规律，从而达到养生调神。书中记载："春三月，为发陈；夏三月，为蕃秀；秋三月，为容平；冬三月，为闭藏。"

古代养生家总结了睡眠禁忌的十条，介绍如下：忌饱食，忌忧郁，忌兴奋，忌畅饮，忌多语，忌迎风而卧，忌蒙头，忌张口，忌亮灯，忌对火炉。

现代医学认为，人顺应自然，日出而作，日落而息。每天太阳升起，人体生物钟就会发出指令，交感神经开始兴奋，这时就该起床。因此随着一年四季太阳运行规律的不同，人的起床时间也是有变化的，春夏两季应该晚睡早起，秋天应该早睡早起，冬天则要早睡早起。此外，醒来起床时尽量不要过猛，而是醒后在床上用5分钟时间来活动自己的四肢和头部，尽量减少疾病发生的诱发因素。

现代随着科技的发展，高科技产品问世，极大程度上丰富了人们的生活与知识，但同时一些危害健康的隐患也无处不在。当前一个非常显著的问题，也是影响人们睡眠的一个重要原因是迷恋手机网络，不管早晚。现在非常流行的微博、微信，上面的信息量非常庞大，很多人晚上睡前习惯性地用手机上网浏览，即使是乏困状态下也不愿睡去，直至深夜。早上醒来，第一件事也是摸起手机上网，看新闻及娱乐信息，不愿起床。这一点在周末尤为明显。中医上讲"久视伤血""久卧伤气"，一方面这种行为损害了自身身体健康，另一方面严重影响了人们的作息时间，导致睡眠不足，进而影响身体健康。

基于古代养生与现代医学健康的综合考虑，不同的季节有不同的作息规律，并不是人们常说的"早睡早起身体好"。我们应从自我健康的角度出发，遵循"天人合一"的原则。根据上述养生作息，使自己的作息与之同步；同时，应从主观上尽可能的克制现代科技给人类健康带来的危害，取其精华，去其糟粕。所以身体健康，要先从学会睡觉做起。

中医养生与四季养生

（一）春季养生

春天阳气升发，冰雪消融，万物复苏。正像《黄帝内经》里所说："春三月，此为发陈。天地俱生，万物以荣。夜卧早起，广步于庭，被发缓形，以使志生，生而勿杀，予而勿夺，赏而勿罚。此春气之应，养生之道也；逆之则伤肝，夏为寒变，奉长者少。"也就是行动上应当晚些入睡，早些起身，做一些比较放松、比较轻缓的运动。从心理上说，则应当多关爱他人，多敞开胸怀。春气象木，在人为足厥肝经乙木之气用事，故其正当生发之时，就不宜束缚过紧，要让其伸达，以使其意志发生。同时，心存生生之意，怜悯之善，不要肆意摧残生灵，以顺春天好生发扬之气。因此，春季养生宜顺应阳气自然升发舒畅的特点，以养肝为要务。

1. 注重调摄情志

中医认为，肝属木，喜条达，与春令升发之阳气相应。此时如果不注意情志调摄，肝气抑郁，则会生出许多病来。如情志不遂，肝阳上亢，血压升高，有心脑血管病者还容易发生中风。患有精神分裂症的人，到了春天易复发。因此，春天应顺应阳气升发的自然规律，方可使肝气顺畅条达，"以使志生"。这就要求做到，学会自我调控和驾驭好情绪，遇到不快的事要戒怒，并及时进行宣泄，可防肝气郁结。培养乐观开朗的性格，多些兴趣爱好。在《寿亲养老新书》里载有十乐：读书义理、学法帖字、澄心静坐、益友清谈、小酌半醺、浇花种竹、听琴玩鹤、焚香煎茶、登城观山、寓意弈棋。清代画家高桐轩也有耕耘之乐、把帚之乐、教子之乐、知足之乐、安居之乐、畅谈之乐、漫步之乐、沐浴之乐、高卧之乐、曝背之乐等"十乐"。学学古人的方法，对春天养肝大有裨益。

2. 保证睡眠质量

睡眠，古人称为"眠食"。曾国藩有"养生之道，莫大于眠食"的名言。英国大剧作家莎士比亚将睡眠誉为"生命筵席"上的"滋补品"。世界卫生组织确定"睡得香"为健康的重要客观标志之一。研究表明，睡眠是人类自身对脑和整个神经系统的有效调节。在高质量睡眠状态下，体内会出现一系列有利于生理、生化的变化，起到祛病延年的作用。《黄帝内经》中说："人卧血归于肝。"现代医学研究证实，睡眠时进入肝脏的血流量是站立时的7倍。流经肝脏血流量的增加，有利于增强肝细胞的功能，提高解毒能力，并加快蛋白质、氨基酸、糖、脂肪、维生素等营养物质的代谢，从而维持机体内环境的稳定，抵御春季多种传染病的侵袭。因此，我们每一个人都要注重科学睡眠。

青少年和中年人每天需睡8小时；60岁以上老年人7小时左右；80岁以上老年人应睡8～9小时；体弱多病者可适当增加睡眠时间。坚持睡前用热水洗脚。晚饭莫过饱，睡前莫喝浓茶及咖啡。要讲究睡姿，睡时应"卧如弓"，以右侧卧位，睡眠方向以头南脚北为宜。要有静谧的睡眠环境，室内空气新鲜，温湿度适宜，床铺舒适，利于进入甜蜜的梦乡。

3. 宜吃温补食物

春天饮食应遵从《黄帝内经》里说的"春夏养阳"的原则，适当多吃些温补阳气的食物。李时珍在《本草纲目》中说："韭叶热根温，功用相同，生则辛而散血，熟则甘而补中，乃肝之菜也。"春天适量吃些性温的韭菜，可起到补人体阳气、增强肝和脾胃功能的作用。葱一身都是药，其叶能利五脏，消水肿；葱白可通阳发汗，解毒消肿；葱汁可解毒，活血止痛；葱根能治痔疮及便血。大蒜有解毒去瘀之功，每天吃几瓣大蒜，对预防春天呼吸道和消化道传染病有良好作用，并能清洁血液，有益于心血管健康。饮食上宜甜少酸。中医认为，春为肝气当令，若食酸过多，易使肝气偏亢，克伐脾土，影响脾的运化转输功能。所以，唐代医家孙思邈说："春日宜省酸，增甘，以养脾气。"大枣、山药最宜于春季食用，李时珍称赞大枣："气味甘平，安中，养脾气，平胃气，通九窍，助十二经，补少气、少津液、身中不足，大惊四肢重，和百药，久服轻身延年。"山药味甘性平，具有健脾养肝、滋肺益气、补肾固精等功效，可用枣、山药与大米、小米、豇豆煮粥食用，以健脾养肝益胃，滋阴润燥。春天要多吃蔬菜和野菜，如黄豆芽、绿豆芽、香菜、春笋、莴笋、菠菜、香椿、荠菜、芹菜、油菜、蒲公英、柳芽等，既能补充多种维生素、无机盐及微量元素，又可清热润燥，有利于体内积热的散发。忌吃油腻、生冷、黏硬食物，以免伤及肝脾。

4. 坚持运动

万木吐翠的春天，正是采纳自然阳气养肝的好时机，而运动则是绝好的方法。中医认为，肝主筋。坚持锻炼则能舒筋活络，有益肝脏健康。此时各人应根据自身体质状况，选择适宜的锻炼项目。清晨、傍晚及节假日，可漫步于芳草小径，舞拳弄剑于河畔林间，或去郊外踏青问柳，游山戏水，赏花行歌，登高望远，神悠悠，思悠悠，身心融入大自然之中，人天合一，无形之中增强了心身健康。主要运动有散步、打太极拳、慢跑、做体操、练气功、放风筝等。中老年人的体育锻炼应选择轻柔、缓慢、平衡的运动项目进行，运动形式以分散为主，运动时心率应维持在120～140次/分钟为宜，或者运动到自己的年龄加运动即刻心率等于170，如：50岁运动到心率120次/分钟，70岁运动到心率100次/分钟，体质好的可以多些，体质弱者可以少些。青少年可以选择运动量及运动强度较大的，具有一定竞争性的运动项目，以提高机体的相关机能，同时使个体的情绪获得适当的宣泄。此外，女子应注意月经期的健身卫生，经期应尽量避免大运动量锻炼、冷热刺激、剧烈活动和对抗性强的项目。春天气温渐暖，不可忘记"春捂秋冻"的古训，应知春季多风，乍暖还寒，昼夜温差大，人体不能很快适应，易受风寒之邪而致病。尤其是老年人、体弱多病的人，更要注意防寒保暖，谨防旧病复发。

（二）夏季养生

"夏三月，此为蕃秀。天地气交，万物华实。夜卧早起，无厌于日。使志勿怒，使华英成秀；使气得泄，若所爱在外。此夏气之应，养长之道也，逆之则伤心，秋为痎疟，奉收者少，冬至重病。"夏天，指阴历四月至六月，即从立夏之日起，到立秋之日止。期间包括立夏、小满、芒种、夏至、小暑、大暑等六个节气。一年四季中，夏季是阳气最盛的季节，气候炎热而生机旺盛。此时是人体新陈代谢旺盛的时期，阳气外发，阴伏在内，气血运行亦相应地旺盛起来，活跃于机体表面。皮肤毛孔开泄，而使汗液排出。通过出汗以调节体温，适应暑热的气候。夏季养生应注意的原则是：

1. 精神调养

夏季烈日酷暑，腠理张开，汗液外泄，汗为心之液，心气最易耗伤，所谓"壮火食气"使然。夏季神气调养要做到神清气和，快乐欢畅，胸怀宽阔，使心神得养。因此，在夏季，应有广泛的兴趣爱好，多参加一些文娱活动、夏令营活动、外出旅游、消夏避暑等，这样既使人心旷神怡，又可锻炼身体。

2. 起居调养

夏季阳热之气盛，人应晚睡早起，顺应自然，保养阳气。由于夏季气温整天都特别高，晚上睡眠时间较短，要适当午睡，以保持充沛的精力。夏季暑热外蒸，汗液大泄，毛孔开放，肌体最易受风湿邪气侵袭。如果不注意调摄，在人体气血虚弱时再遇邪气侵袭，很容易引起手足麻木不遂、面瘫等病。

3. 饮食养生

夏季阳气在外，阴气内伏，人的消化功能较弱，食物调养应着眼于清热消暑，健脾益气。因此，饮食宜选清淡爽口、少油腻易消化的食物。酷暑盛夏，因出汗多，应注意补充水分、盐类和维生素，起到清热解暑的作用，如西瓜、绿豆汤、赤小豆汤、金银花、五味子、麦冬、茯苓、薏苡仁、玉竹、莲子、荷叶、百合、绿豆、马兰头、苦瓜、苦菜、西瓜、冬瓜、猪肚、鸭、兔、啤酒、茶水等。夏季不宜食热性食品，如羊肉、狗肉，还应少喝酒，但切忌因食凉而暴吃冷饮、生冷瓜果等，否则，饮冷无度会使胃肠受寒，引起疾病。

4. 运动调养

夏季的运动锻炼对健康起着重要的作用。夏天气候炎热，对人体消耗较大，若长时间在阳光下锻炼可能引起中暑，所以，最好在清晨或傍晚天气凉爽时，到公园、河岸、湖边，或庭院，选择合适的项目锻炼。

5. 防病保健

夏令天暑地热，若人体正气不足，湿热之邪常乘虚而入，容易引起暑病。在夏季要科学安排工作、学习时间，做到劳逸结合，防止在烈日下过度暴晒，注意室内降温措施，使居室环境尽量做到通风凉爽，保证睡眠，注意饮食，家里备些防暑饮料和药物，如藿香正气水、西瓜、酸梅汁、绿豆汤等。

6. 夏令进补

夏天，酷热天气使人体出汗很多，损耗了大量体液，并且又消耗了各种营养物质，因此很容易感觉到身体乏力和口渴。这是一种耗气伤阴的表现，会影响到脾胃的功能，引起食欲减退和消化功能下降，因此不少人在夏季表现为气虚或气阴两虚。根据中医虚则补气的原则，夏天也应该注意进补。

夏天进补，以清补、健脾、祛暑、化湿为原则，一般以清淡的滋补食品为主，如鸭子炖冬瓜是夏天食补之佳品。另外，如瘦猪肉、鲜瓜果、芡实、绿豆等食品都是夏天用以清补的食疗佳品。

夏天吃些米粥，对食欲减退或消化功能下降的老年人更为合适，粥所含营养亦很丰富，又能帮助消化，用新大米熬成黏黏稠稠的米粥，清香怡人。还可再加上各种杂粮、蔬果等使之具有和胃、补脾、清肺、利便等功效。如绿豆粥清热解毒，清凉解渴；芹菜粥去伏热，利大小便；藕粥调中气，和胃生津；薏仁米粥清湿热，利肠胃；白扁豆粥健脾和胃，增进食欲；百合粥润肺调中等。

夏天喝饮料应以解暑、清热、生津、益气、养阴为主，可饮些橙汁、苹果汁、柠檬汁、菠萝汁、山楂汁、西瓜汁等瓜果汁类的饮料，这些饮料营养丰富，有一定的食疗作用。酸梅汤也是人们夏天喜爱的饮料，不但酸甜可口，而且止渴生津，还可以促进胃液分泌，增进食欲，帮助肠胃消化。另外，还可选些藿香叶、佩兰叶、金银花、菊花等配适量鲜姜、冰糖泡水喝（糖尿病患者不宜），可清暑散热，理脾和胃。对气虚或气阴两虚明显者，除了食补以外，还可以适当选用一些滋补药物和保健品进行药补。

（三）秋季养生

"秋三月，此谓容平。天气以急，地气以明。早卧早起，与鸡俱兴；使志安宁，以缓秋刑；收数神气，使秋气平；无外其志，使肺气清。此秋气之应，养收之道也；逆之则伤肺，冬为飧泄，奉藏者少。"秋天，从立秋开始，历经处暑、白露、秋分、寒露、霜降六个节气，其中的秋分为季节气候的转变环节。《素问·四气调神大论》说："秋三月，此为容平，天气以急，地气以明"。时至秋令，碧空如洗，地气清肃，金风送爽，万物成熟，正是收获的季节。秋季的气候是处于"阳消阴长"的过渡阶段，立秋至处暑，秋阳肆虐，温度较高，加之时有阴雨绵绵之气以湿热并重为特点，故有"秋老虎"之说。"白露"过后，雨水渐少，天气干燥，昼热夜凉，气候寒热多变，稍有不慎，容易伤风感冒，许多旧病也易复发，被称为"多事之秋"。由于人体的生理活动要与自然环境变化相适应，体内阴阳之气也随之发生改变。因此，秋季养生在对精神情志、饮食起居、运动导引等方面进行调摄时，应注重一个"和"字。

1. 调和情志，远离悲秋

进入秋天之后，从"天人相应"来看，肺属金，与秋气相应，肺主气，司呼吸，在志为悲。肺气虚者对秋天气候的变化敏感，尤其是一些中老年人目睹秋风冷雨、花木凋零、万物萧条的深秋景况，常在心中引起悲秋、凄凉、垂暮之感，易产生抑郁情绪。宋代养生家陈直说过："秋时凄风惨雨，老人多动伤感，若颜色不乐，便须多方诱说，使役其心神，则忘其秋思。"可见，秋季注重调摄精神为养生之要务。正像《素问·四气调神大论》说的："使志安宁，以缓秋刑。收敛神气，使秋气平。无外其志，使肺气清。此秋气之应，养收之道也。"因此，对中老年人来说，应有"心无其心，百病不生"的健心哲理，养成不以物喜、不为己悲、乐观开朗、宽容豁达、淡泊宁静的性格，收神敛气，保持内心宁静，可减缓秋季肃杀之气对精神的影响，方可适应秋季容平的特征。此时，中老年人可结伴去野外山乡，登高远眺，饱览大自然秋花烂漫、红叶胜火等美景，一切忧郁、惆怅顿然若失，愉悦和谐的情绪使人焕发出青春般的活力。

2. 秋冻有节，顺应天时

我国自古以来流传的"春捂秋冻，不生杂病"的谚语，符合秋天"薄衣御寒"的养生之道。但对"秋冻"要有正确的理解，科学领悟其中的真髓。

自"立秋"节气以后，气温日趋下降，昼夜温差逐渐增大，寒露过后，北方冷空气会不断入侵，出现"一场秋雨一场寒"。从防病保健的角度出发，循序渐进地练习"秋冻"，加强御寒锻炼，可增强心肺功能，提高机体适应自然气候变化的抗寒能力，有利于预防呼吸道感染性疾病的发生。如果到了深秋时节，遇天气骤变，气温明显下降，阴雨霏霏，仍是薄衣单裤，极易受到寒冷的刺激，导致机体免疫力下降，引发感冒等病。特别是患有慢性支气管炎、哮喘、慢阻肺、心脑血管病、糖尿病等病的中老年人，若不注意天气变化，防寒保暖，一旦受凉感冒，极易导致旧病复发。寒冷刺激可致体表血管弹性降低，周围血管阻力增加；并使交感神经兴奋，肾上腺皮质激素分泌增加而引起小动脉收缩、血压升高，易发生脑血管破裂出血。寒冷刺激还能使血液纤维蛋白浓度上升，血液黏稠度增加，导致血栓形成，危及生命和健康。因此，要顺应秋天的气候变化，适时地增减衣服，做到"秋冻"有节，与气候变化相和谐，方为明智之举。

3. 饮食调和，润肺防燥

过了"秋分"之后，由于雨水逐渐减少，空气中的湿度小，秋燥便成了中秋到晚秋的主要气候。秋季又是肺金当令之时，稍有疏忽，则秋燥耗伤津液，引发口干舌燥、咽喉疼痛、肺燥咳嗽等症。因此，秋日宜吃清热生津、养阴润肺的食物。如泥鳅、鲥鱼、白鸭肉、芝麻、核桃、百合、糯米、蜂蜜、牛奶、花生、鲜山药、白木耳、广柑、梨、红枣、莲子、甘蔗等清补柔润之品，可起到滋阴润肺养血的作用。

对脾胃虚弱的中老年人，早餐宜食粥，有利于和中益胃生津。《医学入门》中指出："盖晨起食粥，推陈出新，利膈养胃，生津液，令人一日清爽，所补不小。"如百合红枣糯米粥滋阴养胃，百合莲子粥润肺益肾，三色粥清热养肺，百合杏仁粥祛痰止咳，鲜生地汁粥凉血润燥，扁豆粥健脾和中，生姜粥御寒止呕，胡桃粥润肌防燥，松仁粥润肺益肠，菊花粥明目养神，茶粥化痰消食，燕窝粥养肺止嗽，山药粥健脾固肠，甘菊枸杞粥滋补肝肾等，各人可根据自己的实际情况来选择不同的粥食用，方可使脏腑阴阳气血和谐，达到滋补身体之目的。

4. 健身锻炼，动静和谐

金秋时节，天高气爽，是全民开展各种健身运动的好时期。面对诸多的锻炼项目，应因人而异来选择。老年人可散步、慢跑、练五禽戏、打太极拳、做健身操、八段锦、自我按摩等。中青年人可跑步、打球、爬山、洗冷水浴、游泳等。在进行"动功"锻炼的同时，可配合"静功"，如六字诀默念呼气练功法、内气功、意守功等，动静和谐结合，动则强身，静则养神，可达到心身康泰之功效。需注意的是，喜爱耐寒锻炼的人，从秋天开始，与天气变化相应相和，循序渐进，持之以恒，才能增强机体对多变气候的适应能力和抵抗力。

5. 注重预防，和而安康

秋天是肠道传染病、疟疾、乙脑等病的多发季节，也常引起许多旧病，如胃病、老慢支、哮喘等病的复发。患有高血压、冠心病、糖尿病的中老年人，在晚秋季节若疏忽防范，则会加重病情，甚至发生高血压危象、急性心肌梗死、脑卒中而祸及生命。因此，人人都要树立预防为主的思想。一是注重饮食卫生，不喝生水，不吃腐败变质和被细菌污染的食物。老胃病患者更要注重膳食调摄，和中养胃，做到饮食有节，温软淡素，禁食生冷，不暴饮暴食，戒除烟酒。二是搞好环境卫生，清除蚊虫孳生地，并采取措施防止蚊虫叮咬；对儿童要按时接种乙脑疫苗，对接触乙脑的人员和易感人群，也要及时注射乙脑疫苗，以增强免疫力。三是天气骤变时要采取各种有效措施预防伤风感冒，这对老慢支、哮喘患者还可起到防复发的作用。四是对高血压、冠心病、糖尿病人进行干预治疗，将血压、血脂、血糖等指标控制在理想范围，保持和谐平衡，可有效地防止并发症，提高生活质量，安度金秋。

（四）冬季养生

冬至之日，是地球北半部夜最长、昼最短的一天。冬至以后，太阳北移，白天渐长，黑夜渐短，而大自然阴阳二气的消长逆转也是从此日开始变化。冬至后"阴极之至，阳气始生"，即所谓"重阴必阳，物极必反"之意。虽然太阳已北移，但由于地面积存的热量越来越少，气流会更低，三九之时，更加寒冷所以冬至日起进入"数九寒天"。

人生于天地之间，禀受阴阳之气，体内阴阳变化与自然界阴阳变化紧密相随。"交九"之后，体内亦是阴盛极、阳始生。人之摄生必须顺其自然，注意调理。人体之阴阳根之于肾。所以，数九寒天的摄生应调摄肾之阴阳，这是至关重要的。

生命的真谛在于阴阳的相对平衡，"阴平阳秘，精神乃治"。阴阳之体乃乾坤，阴阳之用乃水与火，阴阳之化乃气和形。肾为先天之本，内含真阴真阳，五脏之阴非肾阴不能滋，五脏之阳非肾阳不能养。肺之治节，脾之运化，心之神明，肝胆之谋虑，膀胱之气化排泄，大小肠之传导，皆赖肾之技巧。因此，冬至之后的摄生关键是：

1. 慎房事，保精血

精血乃肝肾所藏，五谷精微所化，是精、气、神的物质基础。男子以精为主，女子以血为本，著名医学家孙思邈曾提出房事以年龄而别的论述。他说："年二十者，四日一泄，年三十者，八日一泄，年四十者，十六日一泄，年五十者，二十日一泄，年六十者，闭精不泄，若体力犹壮者，一月一泄。"

养生家根据春生、夏长、秋收、冬藏的道理，得出每月"春二、夏三、秋冬闭藏"理论。这虽然与日常生活看似相悖，但却有理论基础和实际意义。

肾藏精，精能生髓化血，髓充骨通脑，肾气养育天癸，天癸又是生长发育的激素类物质。精充髓满且血盈，则思维敏捷，反应迅速，精力充沛，体魄坚实。阴有所用，阳有所附，则身体耐受力强，能承受超负荷工作量，治事有精神。如果不注意保护肾精，精亏则肾阴无制，久之阳亦虚，疾病乃生。《黄帝内经》云："冬不藏精，春必病温。"说的正是这可成为发生伏气湿病的原因。因此，保养肾之元阴是摄生之关键。

2. 平衡膳食，广开食路

肾之先天真阴靠后天水谷供养，完整平和的膳食能够给人体提供足充分的营养。否则，偏嗜太过会伤及人之正气，变生诸病。《黄帝内经》云："五谷为养，五果为助，五畜为益，五菜为充。"这就告诉人们，膳食平衡，是以各种粮食为主，肉、菜类为副，同时适当补充水果、瓜类，就能得到体内所需的营养。食物的性、味决定了它的实用价值。如寒凉食品可清热泻火，甘寒者可滋阴生津，甘温者可补命门振奋阳气。肾阳不足宜食羊肉、韭菜之类食品；精血不足宜食海参、紫菜、鱼类以填精补血。《饮膳正要》指出："冬天寒，宜食黍，以热性治其寒。"因此"交九"之后，适当增加温肾壮阳、滋补肾阴的食品是摄生的重要措施。

3. 清心寡欲，意守丹田

许多气功都强调意念，意念之根在丹田，即命门真火。丹田发热，即培植元阳，舌下津液下咽丹田，即培滋肾阴。《素问·刺法论》中指出："肾有久病者，可以寅时面身南，净神不乱，思闭息七遍，以引颈咽气顺之，如咽甚硬物，如此七遍后，饵舌下津液无数。"另发呼吸、吐纳、静功、内功、定功等都属气功范围。气功的关键在于松静自然、意气相随、练养结合、循序渐进、持之以恒，但要固定功法，强度适宜，气功的要旨之一重在养肾。其强肾保精者应以练静功为主，从而达到延年益寿的目的。总之，摄生者要有夏练三伏、冬练三九的决心和毅力，才能提高健康水平。

按照祖国传统医学的理论，冬季是匿藏精气的时节，此时由于气候寒冷，人体对能量与营养的要求较高，而且人体的消化吸收功能相对较强，适当进补不但能提高机体的抗病能力，还可把滋补品中的有效成分储存在体内，为明年开春乃至全年的健康打下基础，俗话说"三九补一冬，来年无病痛"便源于此。中医学认为，冬令进补以立冬后至立春前这段时间最为适宜。

冬令进补不是说每个人到了冬天都一定要进补。年轻体壮无病之人，对寒冷有良好的适应能力，就不必进补。对于体虚需要进补之人，如果进补不当，反而会产生一系列副作用，因为药物入胃全靠胃肠的消化吸收，只有胃肠功能正常，才能发挥补药的应有效应，否则，这些补品进入体内会产生壅滞而致病。对于这类人群，可先服用些党参、白术、茯苓、苡仁、扁豆、陈皮之类调理胃肠的药物，使胃肠功能趋于正常，再由少至多地进服补药，这样机体才能较好地消化吸收。

进补的方法主要有两种，一是食补，二是药补。食补在冬季调养中尤为重要，俗语说："药补不如食补。"

冬季气温过低，人体为了保持一定的热量，就必须增加体内糖、脂肪和蛋白质的分解，以产生更多的能量，适应机体的需要，所以必须多吃富含糖、脂肪、蛋白质和维生素的食物。其他还有药酒、药粥等，均可根据各自的体质情况选用。常用的补益中药如下：

属补气类的有：人参、黄芪、党参、白术等，适用于气虚不足、面色苍白、气短乏力、脾虚泄泻之人。鹿茸也是冬令的常用补品，适用于平素阳虚怕冷、四肢不温、腰酸多尿等人服用。

属养阴补血类的有：生地黄、阿胶、当归、枸杞等，适用于有面白无华、头晕心悸、口唇苍白、血红蛋白偏低、妇女月经量少等症状之人。

但需注意的是，补药也不是随便用的，当视气虚、血虚、阳虚、阴虚而分别选用有针对性的补益药，这样才能收到良好的效果。

如人参具有大补元气、强心、生津止渴、安神等功效。气虚病人而见体力衰弱、四肢无力、精神疲乏、心慌气短；或年老体弱；或工作过度劳累后周身无力；或慢性病引起的头晕无力等症者均可服用。食用人参能够补益元气，增加食欲，促使体力恢复。又如阿胶具有滋阴养血的作用，对血虚的人尤为适宜。虚啥补啥，各人都应根据自己的体质情况选用，也可去医院请中医师确诊属于哪一类虚证，再选择相应的补药，使补得其所，补而受益。

特别提醒

体质虚弱的人，在感冒或其他急性病期间，应停服补品，待急性病治愈后再继续进补，否则会使病证迁延难愈。在服用滋补佳品的同时，还应坚持参加适当的体育运动，因为运动可促进新陈代谢，加快全身血液循环，增强胃肠道对滋补品的消化吸收，使补药中的有效成分能够被机体很好利用，真正达到补而受益的目的。

各大医院临床资料和研究表明，每年的11月和4月为急性心肌梗死的发病高峰期，特别是气温变化剧烈时，中风、冠心病等心脑血管病的发病明显增加，死亡病人也随之增多。研究发现，在冬季，老人易产生负面情绪，体内交感神经兴奋，释放大量血管活性物质，如肾上腺素、去甲肾上腺素等，使人的代谢和心肌耗氧量增加，还可导致冠状动脉收缩或发生痉挛，造成心肌缺血，引起心律不齐、心绞痛，甚至心力衰竭。寒冷可引导起冠状动脉收缩，导致心肌缺血，加重心脏负荷。因此，在寒冬季节，对高血压、动脉硬化、冠心病患者来说，要注重治疗和保养相结合，饮食保养不要过分，以防加重心脏负担。

对患有心脑血管疾病的病人，冬季有足够的睡眠是非常重要的，但需注意，睡眠醒来时必须先在床上躺一会儿，待"醒透"后再起床，避免心绞痛、中风等发作。同时，运动锻炼要有一定的强度，能持之以恒，一般每周不少于3次，每次20～40分钟，运动量以不增心率为宜，或心率虽明显增加，但经休息片刻后，便逐渐恢复正常，且不伴有胸闷、气短、咳嗽、胸痛等，自我感觉良好。

医生建议

注意防寒保暖。在气温下降时，要及时增添衣服，衣裤既要保暖性能好，又要柔软宽松，不宜穿得过紧，以利血液流畅。

合理调节饮食起居，做到起居有常，食不过饱，并做到不酗酒、不吸烟、不过度劳累。

保持良好的心境，要使情绪稳定、心情愉快，切忌发怒、急躁和精神抑郁。

进行适当的御寒锻炼，如平时坚持用冷水洗脸等，提高机体对寒冷的适应性和耐寒能力。

患病之人要随时观察和注意病情变化，定期去医院检查，服用必要的药物，控制病情的发展，防患于未然。

中医养生与精神调摄

精神养生是指通过怡养心神、调摄情志、调剂生活等方法，从而达到保养身体、减少疾病、增进健康、延年益寿的目的。精神养生是重要的养生方法之一，特别是老年人具有易伤"七情"的生理特点，容易受外界因素的影响及机体内部衰老变化的影响而发生各种情志变化，这就可能引发中风，对老年人的健康长寿是非常不利的。因此，精神养生在老年人来说尤为重要。

现代医学证明，精神心理保健是人体健康的一个重要环节，一切对人体不利因素的影响中，最能使人短命夭亡的就是不良的情绪。人的精神状态正常，机体适应环境的能力以及抵抗疾病的能力就会增强，从而可以起到防病的作用。即使是患病后，良好的精神状态也有利于疾病的治疗和机体的康复。因此做好精神养生对促进老年人的健康长寿、防治中风等疾病等具有非常重要的意义。

精神养生的具体方法多种多样，但大体上可以分为两类：一类是以积极的人生态度去创造良好的生活环境，尽量去克服不良因素的影响；一类是当各种不良因素作用于人体而使人发生异常的情志变化时，采取相应的有效措施，以避免或减轻这种异常情志变化对人体健康的危害。老年人若能加强精神养生的意识，选择适合自身的养生方法，就能达到祛病强身延年益寿的目的。

（一）保持乐观的情绪

人体各器官的逐步老化，是生命过程中不可抗拒的自然规律。由于老年人的各种生理和内环境的变化，必然对其心理产生各种影响。老年人群由于脏腑气血功能衰减，故患病后阴阳气血损伤恢复较慢，亦易累及心神，造成情绪失调，常出现意志消沉、多疑急躁、恐惧不安和黄昏垂暮感等。这些消极的情绪对老年人的健康是十分有害的，老年人必须充分了解这一点。

衰老虽是不可抗拒的自然规律，但这并非说明生理的衰老与精神的老化是"同步"进行的。人的情志、精神是构成健康状况的一个重要方面。一般而言，身体强壮称为"健"，心情愉快称为"康"，合称"健康"。显然，人的精神状态直接影响着人的衰老进程。因此，做好心理保健对维护老年人群的身心健康，对于推迟衰老、延年益寿有着极其重要的意义。

乐观的情绪被称之为心理健康的"灵丹妙药"，甚至可成为治疗疾病的"良剂"。老年病患者，退休、离休的老年人，首先应从心理上克服"未老先衰"的思想，培养开朗的性格，保持心胸开阔、精神愉快；要有积极向上的追求和正确的自我评价；要热爱生活，对生活充满希望，不要总认为自己不行了。老年人应历史、辩证、客观地评价自己，既不要过高，亦不可过低，做到不卑不亢。通过评价意识到自己生存的意义和价值，也能得到精神上的满足和乐趣。

（二）心理平衡

心理情绪与人的身体健康密切相关。以下两个实验足能证实这一点。

实验一：实验者在相同地点和相同时间用同一方法收集了两个性格完全不同人的呼吸道气体，待气体冷凝变成水后，一贯性格开朗的人所呼出的物质无色透明；而另一位平素就易暴跳如雷的人所呼出的物质却变成了浅粉色。用注射器分别吸出相同剂量的液体注射到小老鼠身上，接受浅粉色液体注射的小老鼠不一会儿就一命呜呼了；而另一只小老鼠却安然无恙。

实验二：实验者选取了在相同地点和相同时间出生的体重大致相同、身体状况良好的两只小羊羔，用相同的材料和方法制作了两个结构完全相同的羊圈，但在其中一个羊圈的对面关了一只狼，使其中的一只小羊只要一睁眼，映入眼帘的第一个就是这只凶狠的狼；而另外一只能看到美丽的外景，却根本看不到这只狼。结果，一睁眼就看到狼的那只羊由于怕被狼吃掉整天惊恐万状，不几天就死掉了；而另一只看不到狼的那只小羊却欢蹦乱跳。

老年人退休、离休后，生活地位和环境发生了变化，再加上疾病缠身，在情绪上易产生一些波动，引起相应的心理变化。在行为上表现为烦躁易怒，爱发牢骚，或精神萎靡，情绪低落，悲观失望，寝食不安；或孤独，多疑，忧郁，自卑等。这些不良行为，从心理学的角度讲，它会引起组织、器官在生理功能上出现一系列的变化，可诱发内分泌功能失调、免疫能力降低，为肿瘤的发生提供了内在的条件。如乳腺癌的发生就与消极情绪有关。

长期的消极情绪又是导致心血管疾病的一个重要原因。人的心情越是压抑，越容易死于心脏病。实验研究证明，人在愤怒、恐惧、持续紧张的情绪状态下，血压明显升高，故经常发怒的人最易患高血压病和冠心病等。总之，不良情绪不仅可诱发多种疾病，还可使病情日益恶化，最终导致身亡。

因此，老年人在患病期间遇事更要随时注意克制自己的情感，在心理上保持一个相对平衡状态，自觉控制自己的情绪，坦然地应付各种意外事件，谨慎地应付重大事件，冷静地从正反两方面去考虑、分析、判断每一件事，力争做到遇喜不狂，遇悲节哀，遇有气愤之事不暴怒，遇上不顺利的逆境不绝望。老年人在生活中要学会能宽容、体谅，能自我安慰、自我调节，在任何环境下都能保持乐观情绪，避免种种烦恼。

生活中人们总结出延缓心理衰老十要素，老年人不妨试一试：

1. 加强保健

2. 多动脑筋

3. 结交青年

4. 不要服老

5. 适应环境

6. 自知自爱

7. 增加营养

8. 锻炼身体

9. 规律生活

10. 爱好多样

（三）正确对待衰老

衰老是生物界存在的普遍规律。人体进入老年期后，随着年龄的增长，机体各组织器官的功能逐渐衰退，机体的抗病能力及组织修复能力也逐渐下降，因此，多数老年人常常是患有一种或一种以上慢性疾病。面对衰老和疾病，老年人必须有充分的思想准备，树立与疾病抗争的信心，把自己融入社会，积极参加各种有意义的活动，在融入社会的过程中，把自己当成是组成社会的重要一分子而不是一个老年人，这样才有利于疾病的恢复和身心的健康。如果害怕衰老，畏惧疾病，整日忧心忡忡，则会加速衰老的进展，促进疾病的恶化。

（四）少思寡欲，静养心神

历代养生家把调养精神作为养生寿老之本法及防病治病的良药。要达到清静养神的目的，首先要做到少私寡欲。少私就是减少私心杂念；寡欲就是降低对名利和物质的过高欲望。私心太重，嗜欲不止，欲望太高太多，而达不到目的时，就会产生忧郁、幻想、失望、悲伤、苦闷等不良情绪，从而扰乱清静之神，使身心神处于无休止的混乱之中，导致气机紊乱而发病。

前些年，人们根据社会状况，有59岁离、退休综合征的说法。说的就是已届退休年龄或已经退休的人员，机体内各脏器的功能活动呈衰退的趋势，这时应根据自己的具体情况因势利导，健康愉快地安度晚年。但他们之中有相当一部分人在这一重要时刻，不会根据客观情况随时调整心态，淡泊名利，合理安排生活或工作，而是不顾客观现实，过高地估计自己的能力，争强好胜，盲目与青壮年攀比，结果是心想而事不成，造成了思想上的沉重负担。很多人出现了情绪急躁、焦虑不安、失眠健忘等现象，使工作效率降低或生活质量下降，进而影响身体健康而产生了疾病，这就是不会少思寡欲、静养心神造成的。

（五）克服抑郁

抑郁状态是指以持久的抑郁心境为主要表现的一种精神障碍，其表现以情绪低落、焦虑、迟滞和繁多的躯体不适为特征。老年人最容易出现抑郁障碍，从而影响身体健康，甚至由此而引发各器质性病变。因为老年人心理及生理日趋衰退，躯体健康水平普遍下降，其对各种精神刺激的承受及缓冲能力降低，又因老年人一生中，经历了生活的操劳，且面临着离开工作岗位后处境和地位发生的变化，以及死亡的威胁越来越提到日程上来的现实。所以常常沉溺在对过去生活的回忆之中，即便是处境好者，也难免产生"夕阳无限好，只是近黄昏"的感慨。如果境遇不好，或家庭不和，志愿不遂，或疾病伤害，亲友死别，或天灾人祸，意外损伤等，势必产生所谓的"老朽感""孤独感""忧郁感"，甚至"死亡感"，而表现得心灰意冷，郁郁寡欢。老年人要克服这种抑郁情绪或避免抑郁状态的产生，首先要保持乐观的情绪。

热爱生活，参与社会，是防止老年人出现抑郁的重要方法。有精力和能力的老年人，可以为社会和家庭做一些自己力所能及的工作，以发挥其余热。事实也证明，老年人的经验是一笔宝贵的财富，在很多岗位上都可起到十分重要的指导作用。事实证明，社会是需要他们的。无精力继续工作的老年人，也是社会的重要组成部分，他们可以根据自己的实际情况选择一些适合自己的活动，如各种娱乐活动、体育锻炼等，这样也可调节人的情志，保持情绪乐观，避免抑郁发生。

（六）正确对待疾病

人至老年，由于机体生理功能减退，难免出现这样或那样的慢性病，这属于衰老过程中的常见现象。但身体有病常常引起情绪不好，情绪不好又可加重疾病，如果不良情绪和疾病形成一个恶性循环，对健康的恢复是极为有害的。因此，对患病的老年人来说，首先要树立对待疾病的正确态度，这就要有战胜疾病的坚强信心，在精神上要压倒疾病，而不被疾病所吓倒。对待疾病要有"既来之，则安之"的态度。既然得了病，就要安下心来，正确对待，情绪乐观，积极治疗，常常是可以恢复健康的。

（七）调摄情志

疏泄是指把积聚、抑郁在心中的不良情绪，通过适当的方式宣达、发泄出去，以尽快恢复心理平衡的情志调摄法。如遇到不幸之事而心中悲痛万分时，可以大哭一场；当遭受挫折，心情压抑时，可以通过急促、强烈、无拘无束地喊叫，将内心的郁积发泄出来，从而使精神和心理恢复到平衡的状态。发泄不良情绪，必须采取正确的途径和渠道，不可采用不理智的冲动行为，否则不但无益，反而会带来新的烦恼，引起更严重的不良情绪。因此，建立良好的人际关系，广交朋友，把闷在心里的烦恼和不快宣散出来是解忧消愁、克服不良情绪的有效方法之一。

戒怒是养生的一大课题。制怒之法，首先是以理制怒，即以理性克服感情上的冲动，用理智控制自己的过激情绪；其次是提醒制怒，即随时以"息怒""遇事冷静"等警句提醒自己，或怒后反省、吸取教训，这样可以使自己逐渐克服或减弱易怒的不良习性。因此对老年人而言，任何情绪的过分激动都是不可取的，要善于自我调节情感。对外界的不良刺激，要做到思想安定，七情平和，以保持安定的处世态度和稳定的心理状态。

（八）音乐养生

音乐包括唱歌与演奏乐曲，可以是欣赏，也可以是自娱。欣赏音乐可以使人情绪改变，而弹拨或唱歌则不仅可以调节情志、怡养心神，还可直接宣泄情绪。因此音乐养生在众多养生方法中占有重要的地位。

音乐可以调和血脉，怡养五脏，通过调节情志，使人心情愉悦，从而可以使周身脉道通畅，气血调达。现代医学研究证明，轻松、欢快的音乐能促使人体分泌一些有益于健康的激素、酶等活性物质，从而调节血流量和兴奋神经细胞。

音乐还可以改善人的神经系统、心血管系统、内分泌系统和消化系统的功能，并具有调节人体生物节律的作用。因此，音乐对人的防病健身、延年益寿是非常有益的，懂音乐的人可以全身心地沉浸到音乐旋律中去尽情地享受，而不懂音乐的人只要懂理念，循序渐进地去适应同样会有较好的效果。

（九）适时旅游，调济身心

旅游是娱乐养生的重要内容之一。旅游不仅可以一览大好河山之壮丽景色，而且还能借以舒展情怀，锻炼身体，增长见识，不失为一种有益于身心调养的活动形式。旅游的景点有近有远，观光的内容有多有少，旅游的价格有贵有贱，但其目的和效果大致相同。老年人旅游时，首先要考虑到体力衰退的特点，宜量力而行，不可过度劳累，另外还要考虑到季节气候，适时旅游。

（十）弈棋书画，花木垂钓，其乐无穷

弈棋书画、养花培木、静心垂钓等内容是古时候很多养生的内行人都欣赏或掌握的，它确实对修身养性、陶冶情操、健身保健有着重要作用，尤其在当今社会，仍不乏其内涵。

弈棋包括下象棋、围棋、军棋等。书指书法，画指绘画，书画包括习书作画和书画欣赏两方面的内容。弈棋和书画都是养生的重要手段，老年人可以根据自己平时的爱好和具体情况选择适合自己的项目。若能合理地运用这种养生方法，亦将起到增加情趣、身心兼娱、延年益寿的作用。

花木不仅其形、色可以美化环境，悦人心情，其香也能令人心醉

神往，而且种植花木还能促使人不断学习有关知识，掌握技术，更可以活动筋骨，丰富生活情趣。

垂钓作为一项户外活动，除具有锻炼身体功能外，更具有修身养性的作用。

花木与垂钓也不失为良好的养生手段，老年人若能合理运用这种养生方法，则可收到调养身心、延年益寿的目的。但如果有高血压、中风后遗症等病症，应禁止这种户外垂钓活动。

（十一）尊理习法，客观选择

保健养生的方法数不胜数。但精神养生法就像戒烟一样，是最容易做，又最不容易做到的事情。说其最容易做是因为精神养生完全可以由自己主观意识所支配，不需要特别的外助条件；说其最不容易做到是指一个人很难把握自己，并纠正自己固有的错误思维方式，更难于排除客观事物对自己主观意识的负面干扰。

古代圣贤常把修身养性作为第一要务。称修身养性以静坐为第一，观书为第二，看山水花木为第三，与良朋讲论为第四，教子弟为第五；并认为人生的十大乐事为谈义理字，学法帖字，澄心静坐，益友清谈，小酌半醺，浇花种竹，听琴玩鹤，焚香煎茶，登城观山，寓意弈棋。

古人颐养心神的养生之道迄今仍值得我们借鉴。当然，在当今的现实生活中，人们的工作或学习都是紧张而忙碌的，很难有古人那种闲情逸致去游览名山大川，也很少有那种临渊观鱼、披林听鸟的机会。但在日常生活中应用精神养生的方法，努力做到闹中取静，忙里偷闲，淡泊名利，摆脱世俗的烦恼，清心寡欲，这对健康长寿是十分有利的。

（十二）调摄七情

历代养生家都非常重视七情调摄。具体方法多种多样，但归纳起来可分为节制法、疏泄法、转移法和情志制约法。

1. 节制法

所谓节制法就是调和、节制情感，防止七情过极，达到心理平衡。《吕氏春秋》说："欲有情，情有节，圣人修节以止欲，故不过行其情也。"重视精神修养，首先要节制自己的感情才能维护心理的协调平衡。

（1）遇事戒怒

"怒"是历代养生家最忌讳的一种情绪，它是情志致病的魁首，对人体健康危害极大。怒不仅伤肝脏，怒气还伤心、伤胃、伤脑等，导致各种疾病。《备急千金要方》指出："卫生切要知三戒，大怒、大欲并大醉，三者若还有一焉，须防损失真元气。"《老老恒言·戒怒》亦说："人借气以充身，故平日在乎善养。所忌最是怒。怒气一发，则气逆而不顺，窒而不舒，伤我气，即足以伤我身。"

这些论述把戒怒放在首位，指出了气怒伤身的严重危害性，故戒怒是养生的一大课题。

制怒之法，首先是以理制怒。即以理性克服感情上的冲动，在日常工作和生活中，虽遇可怒之事，但想一想其不良后果，可理智地控制自己的过极情绪，使情绪反应"发之于情""止之于理"。其次，可用提醒法制怒。在自己的床头或案头写上"制怒""息怒""遇事戒怒"等警言，以此作为自己的生活信条，随时提醒自己可收到良好效果。再之，怒后反省，每次发怒之后，吸取教训，并计算一下未发怒的日子，减少发怒次数，逐渐养成遇事不怒的习惯。

（2）宠辱不惊

人世沧桑，诸事纷繁；喜怒哀乐，此起彼伏。老庄提出"宠辱不惊"之处世态度，视荣辱若一，后世遂称得失不动心为宠辱不惊。对于任何重大变故，都要保持稳定的心理状态，不要超过正常的生理限度。现代医学研究证明，情志刺激与免疫功能之间的联系息息相关，任何过激的刺激都可削弱白细胞的战斗力，减弱人体免疫能力，使人体内防御系统的功能低下而致病。故为了健康长寿，任何过分的情绪都是不可取的，要善于自我调节情感，以便养神治身。对外界的刺激，既要有所感受，又要思想安定，七情平和，明辨是非，保持安和的处世态度和稳定的心理状态。

2. 疏泄法

把积聚、抑郁在心中的不良情绪，通过适当的方式宣达、发泄出会，以尽快恢复心理平衡，称之为疏泄法。具体做法可采取下面几种方式：

（1）直接发泄

用直接的方法把心中的不良情绪发泄出去，例如当遇到不幸，悲痛万分时，不妨大哭一场；遭逢挫折，心情压抑时，可以通过急促、强烈、粗犷、无拘无束的喊叫，将内心的郁积发泄出来，从而使精神状态和心理状态恢复平衡。发泄不良情绪，必须学会通过正当的途径和渠道来发泄和排遣之，决不可采用不理智的冲动性的行为方式，否则，非但无益，反而会带来新的烦恼，引起更严重的不良情绪。

（2）疏导宣散

出现不良情绪时，借助于别人的疏导，可以把闷在心里的郁闷宣散出来。所以，扩大社会交往，广交朋友，互相尊重，互相帮助，是解忧消愁，克服不良情绪的有效方法。研究证明，建立良好的人际关系，缩小人际关系"心理距离"，是医治心理不健康的良药。

3. 转移法

转移法又可称移情法。即通过一定的方法和措施改变人的思想焦点，或改变其周围环境，使其与不良刺激因素脱离接触，从而从情感纠葛中解放出来，或转移到另外事物上去。《素问·移情变气论》

言："古之治病，惟其移精变气，可祝由而已。"古代的祝由疗法，实际上是心理疗法，其本质是改善患者的精神状态，以达到调整气机、精神内守的作用。转移法可采取以下几种方法：

（1）升华超脱

所谓升华，就是用顽强的意志战胜不良情绪的干扰，用理智战胜生活中的不幸，并把理智和情感化作行为的动力，投身于事业中去，以工作和事业的成绩来冲淡感情上的痛苦，寄托自己的情思。这是排除不良情绪，保持稳定心理状态的一条重要保健方法。

超脱，即超然，思想上把事情看得淡一些，行动上脱离导致不良情绪的环境。在心情不快、痛苦不解时，可以到环境优美的公园或视野开阔的海滨漫步散心，可驱除烦恼，产生豁达明朗的心境。

如果条件许可，还可以作短期旅游，把自己置身于绮丽多彩的自然美景之中，可使精神愉快，气机舒畅，忘却忧烦，寄托情怀，美化心灵。

（2）移情易性

移情，即排遣情思，改变内心情绪的指向性；易性，即改易心志，经过排除内心杂念和抑郁，改变其不良情绪和习惯。《临证指南医案》曰："情志之郁，由于隐情曲意不伸，郁症全在病者能移情易性。"

"移情易性"是中医心理保健法的重在内容之一。它的具体方法很多，可根据不同人的心理、环境和条件等，采取不同措施，进行灵活运用。《北史·崔光传》说："取乐琴书，颐养神性。"《理瀹骈文》说："七情之病者，看书解闷，听曲消愁，有胜于服药者矣。"《备急千金要方》亦说："弹琴瑟，调心神，和性情，节嗜欲。"古人早就认识到琴棋书画具有影响人的情感、转移情志、陶冶性情的作用。

实践证明，情绪不佳时，听听适宜的音乐，观赏一场幽默的相声或喜剧，苦闷顿消，精神振奋。移情易性并不是压抑情感。如对愤怒者，要疏散其怒气；对悲痛者，要使其脱离产生悲痛的环境与气氛；对屈辱者，要增强其自尊心；对痴情者，要冲淡其思念的缠绵；对有迷信观念者，要用科学知识消除其愚昧的偏见等。

（3）运动移情

运动不仅可以增强生命的活力，而且能改善不良情绪，使人精神愉快。因为运动可以有效地把不良情绪的能量发散出去，调整机体平衡。当自己情绪苦闷、烦恼，或情绪激动而与别人争吵时，最好的方法是转移一下注意力，如去参加打球、散步、爬山等活动，也可采用传统的运动健身法如太极拳、太极剑、导引保健功等。

传统的体育运动锻炼主张动中有静、静中有动、动静结合，因而能使形神舒畅，松静自然，心神安合，达到阴阳协调平衡，且有一种浩然之气充满天地之间之感，一切不良情绪随之而消。此外，还可以参加适当的体力劳动，用肌肉的紧张去消除精神的紧张，在劳动中付出辛勤的汗水，促进血液循环，让生命活跃起来，从而使人心情愉快，精神饱满。

4.情志制约法

情志制约法，又称以情胜情法。它是根据情志及五脏间存在的阴阳五行生克原理，用互相制约、互相克制的情志，来转移和干扰原来对机体有害的情志，借以达到协调情志的目的。

（1）五脏情志制约法

《素问·阴阳应象大论》曾指出"怒伤肝，悲胜怒""喜伤心，恐胜喜""思伤脾，怒胜思""忧伤肺，喜胜忧""恐伤肾，思胜恐"。这是认识了精神因素与形体内脏、情志之间，及生理病理上相互影响的辩证关系，根据"以偏救偏"的原理，创立的"以情胜情"的独特方法。

朱丹溪宗《黄帝内经》之旨指出："怒伤，以忧胜之，以恐解之；喜伤，以恐胜之，以怒解之；忧伤，以喜胜之，以怒解之；恐伤，以思胜之，以忧解之；惊伤，以忧胜之，以恐解之，此法惟贤者能之。"

同期医家张子和更加具体地指出："以悲制怒，以怆恻苦楚之言感之；以善治悲，以谑浪戏狎之言娱之；以恐治喜，以恐惧死亡之言怖之；以怒制思，以污辱欺罔之言触之；以思治恐，以虑彼忘此之言夺之。"后世不少医家对情志的调摄有时比药石祛疾还更加重视，而且创造了许多行之有效的情志疗法。例如，或逗之以笑，或激之以怒，或惹之以哭，或引之以恐等。因势利导，宣泄积郁之情，畅遂情志。总之，情志既可致病又可治病的理论在心理保健上是有特殊意义的。

在运用"以情胜情"方法时，要注意情志刺激的总强度，超过或压倒致病的情志因素，或是采用突然地强大刺激，或是采用持续不断的强化刺激，总之后者要适当超过前者，否则就难以达到目的。

（2）阴阳情志制约法

运用情志之间阴阳属性的对立制约关系，调节情志，协调阴阳，是为阴阳情志制约法。人类的情志活动是相当复杂的，往往多种情感互相交错，很难明确区分其五脏所主及五行属性，然而情志活动可用阴阳属性来分，此亦即现代心理学所称的"情感的两极性"。《素问·举痛论》指出："怒则气上，喜则气缓，悲则气消，恐则气下，惊则气乱，思则气结。"

七情引出的气机异常，具有两极倾向的特点。根据阴阳分类，人的多种多样的情感，皆可配合成对，例如，喜与悲、喜与怒、怒与恐、惊与思、怒与思、喜乐与忧愁、喜与恶、爱与恨等。性质彼此相反的情志，对人体阴阳气血的影响也正好相反，因而相反的情志之间，可以互相调节控制，使阴阳平衡。喜可胜悲，悲也可胜喜；喜可胜恐，恐也可胜喜；怒可胜恐，恐也可胜怒等。总之，应采用使之产生有针对性的情志变化的刺激方法，通过相反的情志变动，以调整整体气机，从而起到协调情志的作用。

以情胜情实际上是一种整体调整方法，人们只要掌握情志对于气机运行影响的特点，采用相应方法即可，切不可简单机械、千篇一律地按图照搬。倘若单纯拘泥于五行相生相克而滥用情志制约法，有可能增加新的不良刺激。因此，只有掌握其精神实质，方法运用得当，才能真正起到心理保健作用。